图解健康知识丛书

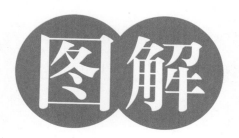

图解

百病从腿养

段玉春◎编著

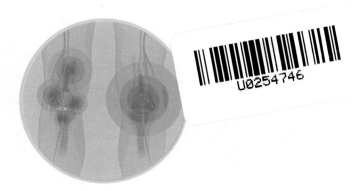

四川科学技术出版社

·成都·

图书在版编目（CIP）数据

图解百病从腿养 / 段玉春编著. —— 成都：四川科

学技术出版社, 2024.4

（图解健康知识丛书）

ISBN 978-7-5727-1327-9

Ⅰ.①图… Ⅱ.①段… Ⅲ.①腿部—养生(中医)—图

解 Ⅳ.①R212-64

中国国家版本馆CIP数据核字(2024)第077190号

图解百病从腿养
TUJIE BAIBING CONG TUI YANG

编　　著　段玉春

出 品 人　程佳月

策划编辑　谢　伟

责任编辑　夏菲菲

封面设计　宋双成

责任出版　欧晓春

出版发行　四川科学技术出版社

　　　　　成都市锦江区三色路238号　邮政编码 610023
　　　　　官方微博：http://weibo.com/sckjcbs
　　　　　官方微信公众号：sckjcbs
　　　　　传真：028-86361756

成品尺寸　170 mm × 240 mm

印　　张　11.5

字　　数　230千

印　　刷　三河市南阳印刷有限公司

版　　次　2024年4月第1版

印　　次　2024年10月第1次印刷

定　　价　52.00元

ISBN 978-7-5727-1327-9

邮　　购：成都市锦江区三色路238号新华之星A座25层　邮政编码：610023

电　　话：028-86361770

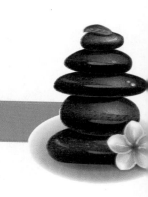

Preface 前言

随着现代社会经济的发展，人们生活水平的逐步提高，现代人在物质生活有所保障的前提下，也更注重于自身的保健和养生。俗话说，人老腿先衰，腿在我们的健康生活中起着举足轻重的作用，因此腿部的保健一直都是养生人士和医者所重视的内容。

在美国《预防》杂志总结的长寿迹象中，"腿部肌肉有力"赫然在列。生活中也不难发现，长寿老人几乎都步履稳健、行走如风。人体50%的血管和骨骼都存在于腿部组织中，70%的活动要由腿部完成。只有双腿健康，经络传导才畅通，气血才能顺利送往各个器官，特别是心脏。可以说，腿部的保健与我们的心脏有着息息相关的作用。

腿部结构精细而复杂，所涉及的疾病范围也较为广泛，为此，《图解百病从腿养》一书旨在为大家普及腿部保健养生的相关内容。

本书分四章。

第一章介绍了腿部的基本常识，包括人体下肢穴位示意图、人体的下肢结构，以及腿部穴位的取穴方法。这一章讲解细致完整，穴位配图全面，取穴方法简便易行。

第二章介绍了腿部重要的穴位常识，包括腿部27个重要穴位的取穴方法、大体位置、中医学解释和穴位作用等。本章化繁为简地为大家详细介绍了腿部的各个主要穴位，便于大家日常学习实践。

第三章介绍了腿疗在部分疾病上的应用，如便秘、高血压、感冒、失眠、肥胖、膝关节病等常见疾病的治疗措施，包括具体的适应证、药物治疗方案和有关穴位图解等。本章内容丰富，易于实践。

第四章介绍了运动疗法等治疗腿部疾病的方法，其中包括日常生活中的相关疗法，另有一些易于实施的生活小窍门，以供大家参考学习。

附录介绍了骨质疏松症患者和腰膝酸软患者的食疗方。

希望大家通过此书，重视并加强腿部的养生和腿部疾病的防治，学以致用，并不断实践。百病从腿养，健康的生活，从一点一滴做起。

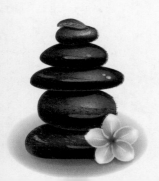

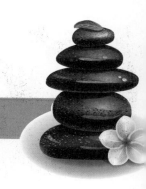

Contents 目录

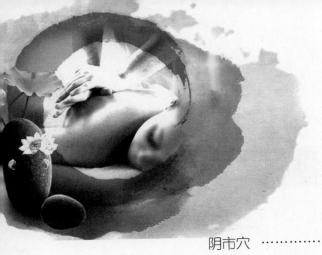

第三章　百病从腿养················ 091

第四章　治疗腿部疾病的其他疗法…133

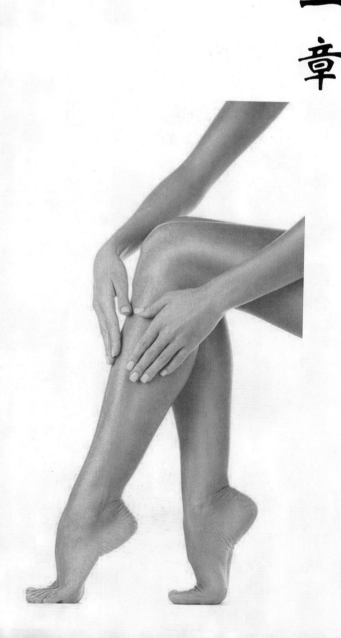

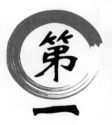

第一章　腿部的基本常识

人体下肢穴位示意图

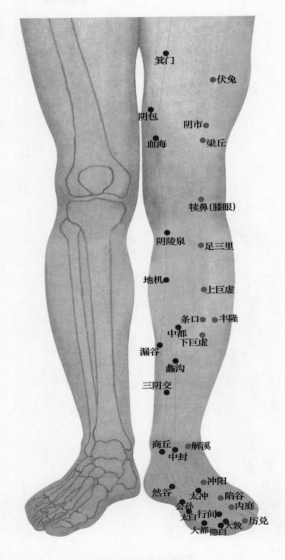

箕门
伏兔
阴包
阴市
血海
梁丘
犊鼻(膝眼)
阴陵泉
足三里
地机
上巨虚
条口
丰隆
中都
下巨虚
漏谷
蠡沟
三阴交
商丘
解溪
中封
冲阳
然谷
太冲
陷谷
公孙
内庭
太白
行间
厉兑
大都
隐白
大敦

人体下肢穴位正面示意图

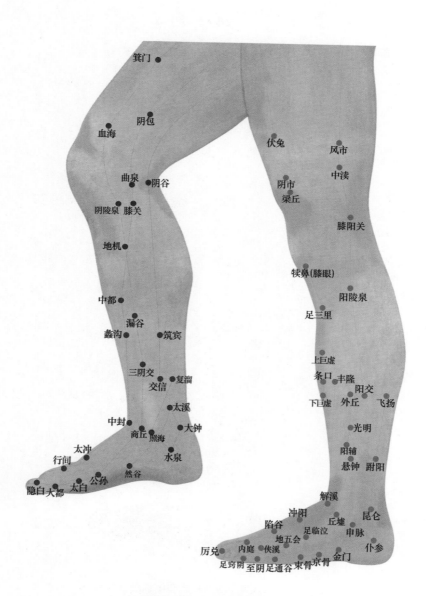

箕门

阴包

血海

伏兔　风市

中渎

曲泉　阴谷

阴市

梁丘

阴陵泉　膝关

膝阳关

地机

犊鼻(膝眼)

阳陵泉

足三里

中都

漏谷

蠡沟　筑宾

上巨虚

条口　丰隆

三阴交　复溜

交信　阳交

下巨虚　外丘　飞扬

太溪

中封　大钟

光明

商丘　照海

阳辅

太冲　水泉

悬钟　跗阳

行间

公孙　然谷

解溪

隐白　大都　太白

冲阳　昆仑

陷谷　丘墟

足临泣　申脉

地五会

厉兑　内庭　侠溪　仆参

金门

足窍阴　至阴　足通谷　束骨　京骨

人体下肢穴位侧面示意图

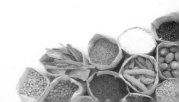

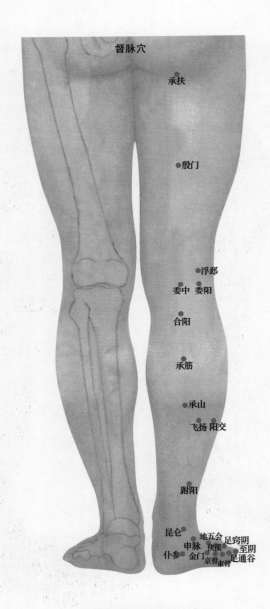

督脉穴

承扶

殷门

浮郄

委中　委阳

合阳

承筋

承山

飞扬　阳交

跗阳

昆仑　　地五会　足窍阴
　　　申脉　仆参　束骨　至阴
仆参　　金门　京骨　足通谷

人体下肢穴位后面示意图

人体的下肢结构

人体的下肢包括大腿、小腿、膝关节、踝关节、足等，认识人体下肢的结构，有助于更好地保护它，为我们的生活服务。

腿部的结构

腿是人体的重要运动器官，除了骨骼外还有丰富的肌肉、血管、筋膜、韧带和神经等，大腿和小腿通过膝关节进行联结。

膝关节的构成

在下肢的结构中，具有屈伸功能的膝关节是十分重要的组成部分。膝关节是由股骨下端、胫骨上端、髌骨构成的。在关节的周围，由关节囊包裹，里面含有少量滑液。膝关节内的软骨利用弹性吸收震荡等。

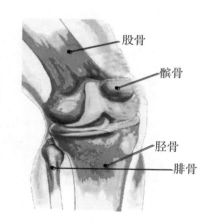

股骨

髌骨

胫骨

腓骨

踝关节的结构

踝关节是人体下肢的另外一个重要关节，由胫、腓骨下端和距骨滑车组成。胫骨下端向内突出的部分称为内踝，腓骨下端向外突出的部分称为外踝。

踝关节是参与人体负重的主要关节之一，其活动多，韧带多，关节面也多，很容易发生关节扭伤、韧带损伤、骨折或关节软骨损伤等，必须注意保护。

下肢的主要肌肉

　　人体下肢的活动，离不开肌肉的参与。大腿和小腿的肌肉可以辅助膝关节弯曲或伸直，还能协助身体维持一定姿势，但肌肉会随着年龄增加而渐渐衰退，如果不注意保养，这些支撑着身体的重要肌力就会逐渐减弱，并使膝关节独自承担全身的重量，久而久之，膝关节就会因磨损产生酸痛的感觉。下肢的肌肉有股四头肌、阔筋膜张肌、比目鱼肌、腓肠肌、跟腱、髋肌、大腿肌、小腿肌和足肌。

阔筋膜张肌
位于大腿前外侧，用于紧张阔筋膜并屈大腿。

股四头肌
位于大腿前面，伸直膝关节的时候会使用到。

比目鱼肌
因其形似比目鱼而得名，位于小腿后面，是维持人体姿势平衡的主要肌肉。

腓肠肌
位于小腿后面，用脚尖站起或用力伸直脚的时候会使用到。

跟腱
人体最大的肌腱，附于跟骨，对人体行走、站立和维持平衡有重要意义。

足的三个弓

　　足弓由足横弓、足内侧纵弓、足外侧纵弓三个弓组成，它们各自对人体起着不同的作用。

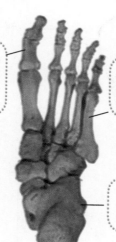

足横弓

横贯整个脚掌。

足内侧纵弓

从脚的内侧，一直向前延伸到前四个脚趾，承受着身体的大部分重量。

足外侧纵弓

承受着身体的小部分重量，同时起平衡身体的作用。

足的三个支撑点

人体的足部主要有三个支撑点，它们各自承受着人体不等的重量。

第一趾骨

承受的人体重量仅次于跟骨。

第五趾骨

承受的人体重量最少。

跟骨

承受人体大部分重量。

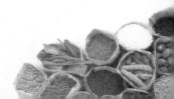

腿部穴位的取穴方法

犊鼻

犊鼻　屈膝，在膝前区，髌韧带外侧凹陷中。

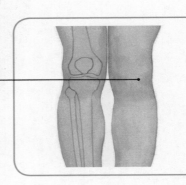

足三里

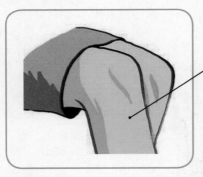

足三里　在小腿前外侧，犊鼻下3寸*，距胫骨前嵴外一横指（中指），犊鼻与解溪连线上。

上巨虚

上巨虚　在小腿外侧，犊鼻下6寸，犊鼻与解溪连线上。

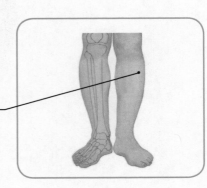

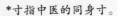
*寸指中医的同身寸。

下巨虚

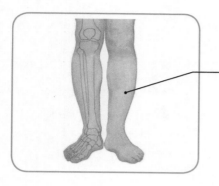

下巨虚 在小腿前外侧，犊鼻下9寸，犊鼻与解溪连线上。

承山

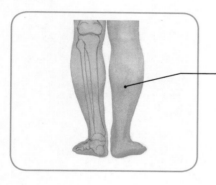

承山 在小腿后面，委中与昆仑之间，当伸直小腿或脚跟上提时，腓肠肌肌腹下出现尖角凹陷处。

委中

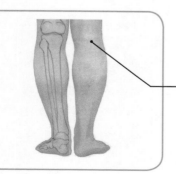

委中 在膝后区，位于腘横纹正中。

昆仑

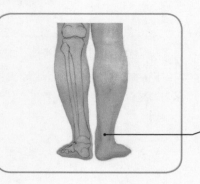

昆仑 在足部外踝后方，外踝尖与跟腱之间的凹陷处。

照海

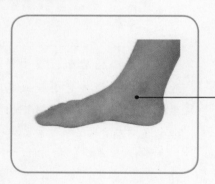

照海 在足内侧，内踝尖下方凹陷处。

曲泉

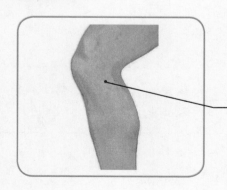

曲泉 在膝内侧，屈膝，膝关节内侧面横纹内侧端，股骨内侧髁的后缘，半腱肌、半膜肌止端的前缘凹陷处。

行间

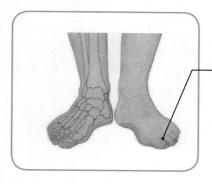

行间 在足背，第一、二趾间，趾蹼缘的后方赤白肉际处。

三阴交

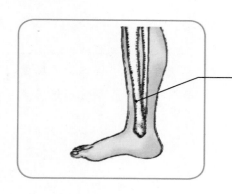

三阴交 在小腿内侧，内踝尖上3寸，胫骨内侧后方。

内庭

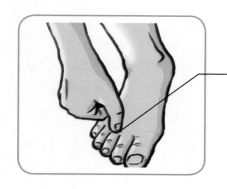

内庭 在足背，第二、三趾间，趾蹼缘后方赤白肉际处。

地机

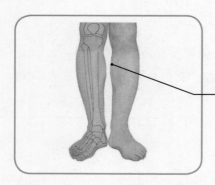

地机 在小腿内侧，阴陵泉下3寸，胫骨内侧缘后际。

阴陵泉

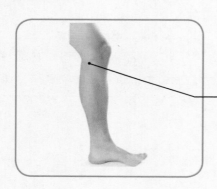

阴陵泉 在小腿内侧，胫骨内侧髁下缘与胫骨内侧缘之间的凹陷处。

太冲

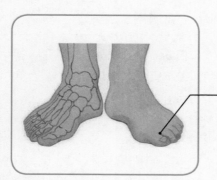

太冲 在足背，第一、二跖骨间，跖骨底接合部前方凹陷处。

太溪

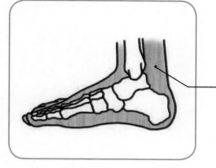

太溪　在足内侧，内踝后方，内踝尖与跟腱之间的凹陷处。

水泉

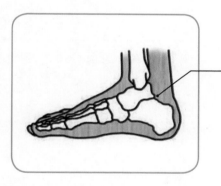

水泉　在足内侧，内踝后下方，太溪直下1寸，跟骨结节的内侧凹陷处。

申脉

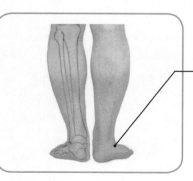

申脉　在足外侧，外踝尖下方凹陷处。

金门

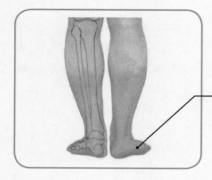

金门　在足外侧，外踝前缘直下，骰骨下缘处。

丰隆

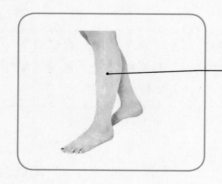

丰隆　在小腿前外侧，外踝尖上8寸，条口外，距胫骨前缘二横指处。

条口

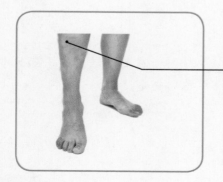

条口　在小腿前外侧，犊鼻下8寸，犊鼻与解溪连线上。

血海

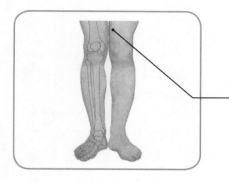

血海　在大腿内侧，髌底内侧端上2寸，股内侧肌的隆起处。

太白

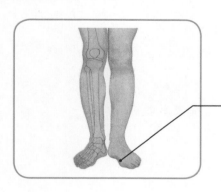

太白　在足内侧，第一跖趾关节近端赤白肉际凹陷处。

冲阳

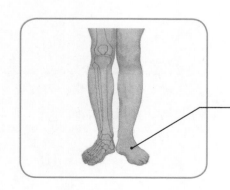

冲阳　在足背，趾长伸肌肌腱外侧，可触及足背动脉。

阳陵泉

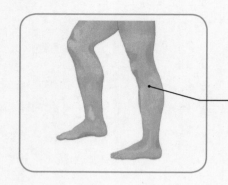

阳陵泉　在小腿外侧，腓骨头前下方凹陷处。

公孙

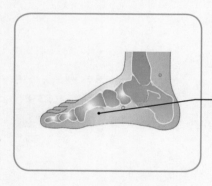

公孙　在足内侧，第一跖骨基底的前下方。

复溜

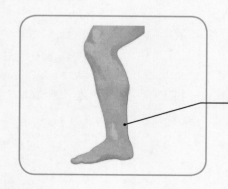

复溜　在小腿内侧，内踝尖上2寸，跟腱的前方。

隐白

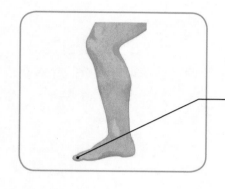

隐白　在足大趾末节内侧，距趾甲根角0.1寸。

侠溪

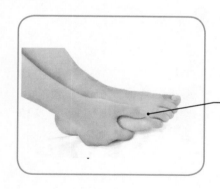

侠溪　在足背外侧，第四、五趾间，趾蹼缘后方赤白肉际处。

然谷

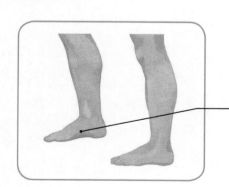

然谷　在足内侧，足舟骨粗隆下方赤白肉际处。

阴市

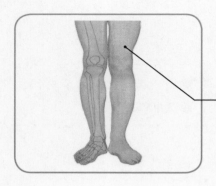

阴市 在大腿前面，髂前上棘与髌底外侧端的连线上，髌底上3寸。

膝眼

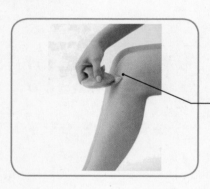

膝眼 屈膝，在髌韧带两侧凹陷处，在内侧的称内膝眼，在外侧的称外膝眼。

阴谷

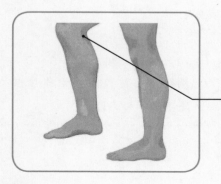

阴谷 正坐屈膝，在腘窝内侧，在半腱肌肌腱和半膜肌肌腱之间处取穴。

大都

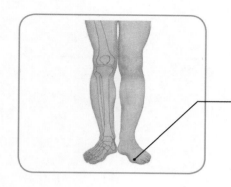

大都　在足内侧，第一跖趾关节远端赤白肉际凹陷处。

膝关

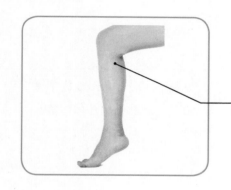

膝关　在膝部，胫骨内侧髁的下方，阴陵泉后1寸。

束骨

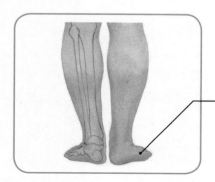

束骨　在足外侧，第五跖趾关节近端赤白肉际处。

梁丘

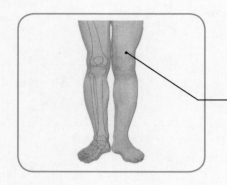

梁丘　在大腿前面，髂前上棘与髌底外侧端的连线上，髌底上2寸。

丘墟

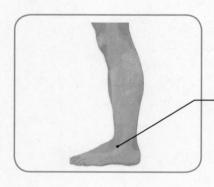

丘墟　在足外踝的前下方，趾长伸肌肌腱的外侧凹陷处。

承筋

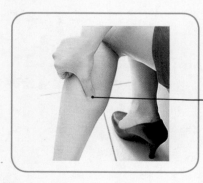

承筋　在小腿后面，委中与承山的连线上，腓肠肌两肌腹中央，委中下5寸。

飞扬

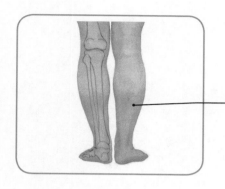

飞扬　在小腿后面，外踝后，昆仑直上7寸，承山外下方1寸处。

足临泣

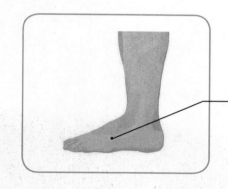

足临泣　在足背外侧，第四、五跖骨底接合部的前方，第五跖长伸肌腱外侧凹陷中。

足窍阴

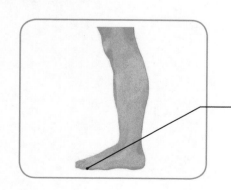

足窍阴　在足第四趾末节外侧，距趾甲根角0.1寸。

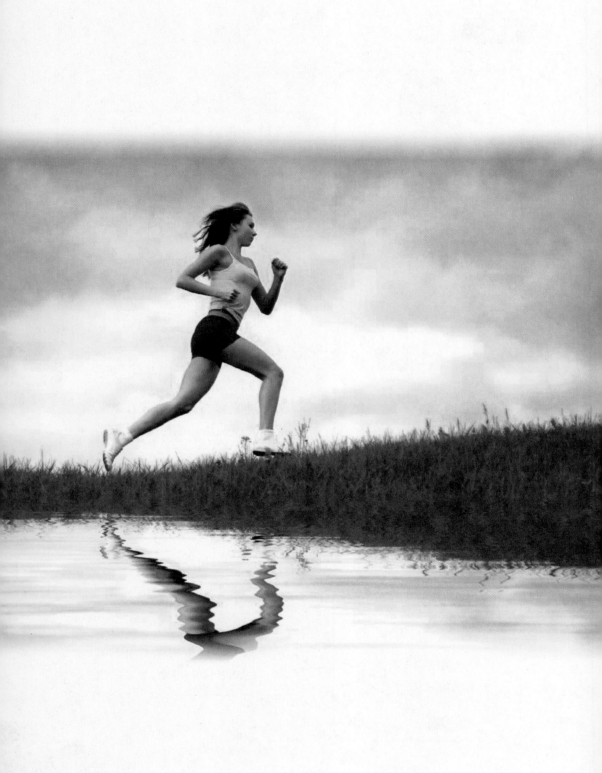

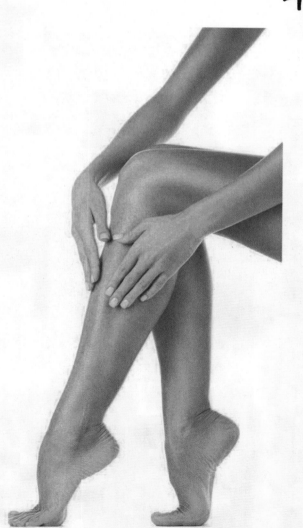

第二章　腿部重要的穴位常识

血海穴

血海穴是人体穴位之一，位于膝盖上方。对其按摩或针灸可辅助治疗痛经、荨麻疹、产妇酸痛等。

血海穴名称释义

血，受热变成的红色液体也；海，大也。血海穴名意指本穴为脾经所生之血的聚集之处。本穴物质为阴陵泉穴外流水液气化上行的水湿之气，为较高温度、较高浓度的水湿之气，在本穴为聚集之状，气血物质充斥的范围巨大如海，故名。

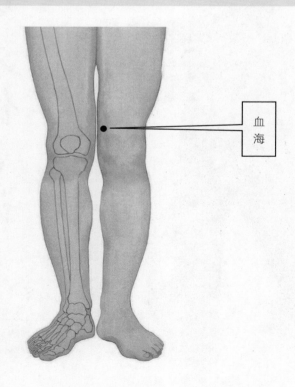

血海

按摩血海穴的作用

❶ 辅助治疗月经不调、经闭、痛经、崩漏、功能性子宫出血、赤白带下、产后恶露不尽、贫血等。

❷ 辅助治疗膝股内侧痛、膝关节疼痛等。

❸ 辅助治疗风疹、瘾疹、湿疹、皮肤瘙痒、神经性皮炎、丹毒等。

❹ 辅助治疗更年期障碍（更年期综合征），还有瘦腿、补血养肝、滋润皮肤等功效。

针刺血海穴的方法

直刺1～1.5寸，局部酸胀，可向髌部放散。

艾灸血海穴的方法

艾炷灸或温针灸3～5壮，艾条灸5～10分钟。

血海穴穴位配伍

❶ 配三阴交穴治月经不调。

❷ 配曲池穴治瘾疹。

按摩血海穴的手法

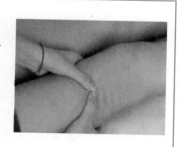

　　每天上午的9～11点，做一次舒舒服服的按摩吧。这个时辰是脾经经气运行最旺盛的时候，人体的阳气也正处于上升趋势，所以直接进行按摩就好了。每一侧按摩3分钟，要掌握好力道，不宜大力，只要能感觉到穴位有微微的酸胀感即可。

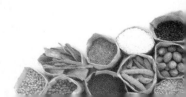

痛经

选穴：血海穴。

每月一次的生理痛真是令人非常难受，按压血海穴能够缓解这种小腹疼痛。

位置：坐在椅子上，将腿绷直，在膝盖内侧会出现一个凹陷的地方，在凹陷的上方有一块隆起的肌肉，肌肉的顶端就是血海穴。

要点：两手拇指重叠按压这个穴位，痛经的时候可能左腿也会一起痛，多按压左腿。要是在腰上放一个暖水袋效果会更好。

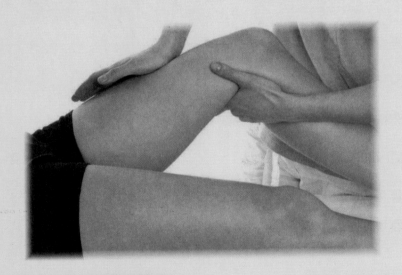

肝血虚

很多人看会儿书和电视就会觉得眼睛酸胀，干涩不舒服，有的还会出现手脚麻木，这些现象往往不被重视，其实这是肝血虚的症状。为什么呢？《黄帝内经·素问·五脏生成篇》云："肝受血而能视，足受血而能步，掌受血而能握，指受血而能摄。"肝开窍于目，在液为泪，在体为筋，所以肝血虚了就不能营养眼睛和筋脉，就会出现眼睛酸胀、视物不清、手脚麻木的症状，当出现这些症状时，可按揉血海穴和足三里穴来补足肝血。

血海穴的临床应用

① 治疮疡：本穴可以清血利湿，治疗血液中血浊、血毒、血热引起的疮疡。

② 治血疾病：统治凡与血液循环有关的疾病。

③ 治皮肤痒：如血虚、血燥、血黏度高引起的皮肤痒，用拍穴法。

④ 治荨麻疹：如风寒外侵肌表引发的一连串皮肤丘疹，用拍穴法。

⑤ 治脱发：本穴可促进血液循环，改善毛囊微循环，使头发易长、少油、不脱落。

⑥ 治膝关节痛：如退化性关节炎、风湿性膝骨关节炎，多与风湿有关。中医认为，治风先治血，血行风自灭。本穴可以祛风清热、舒筋活血，与阳陵泉穴同按效果更好。

⑦ 治月经不调：包括月经有血块、经期提早或延后、血崩、经血淋漓不断、经闭、痛经。

⑧ 治腹股沟湿疹：病因多为湿热下注，本穴可利湿清热。

⑨ 治阴囊湿疹和股癣：采用放血疗法，配合拔罐。

文献摘要

①《针灸甲乙经》：若血闭不通，逆气胀，血海主之。

②《针灸大成》：暴崩不止，血海主之。

③《类经图翼》：主赤白带下，逆气，腹胀。

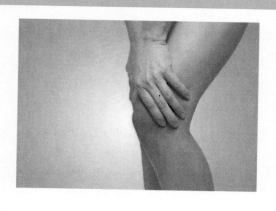

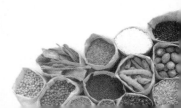

浮郄穴

浮郄穴在腘横纹外侧端，委阳上1寸，股二头肌肌腱的内侧，浮郄穴隶属足太阳膀胱经穴位。按摩浮郄穴具有辅助治疗急性胃肠炎、便秘、股腘部疼痛、麻木等作用。

浮郄穴名称释义

浮，阳也、气也；郄，孔隙也。浮郄穴名意指膀胱经经气在此各至天之天部。本穴物质为委阳穴传来的水湿之气，至本穴后因吸热而上至天之天部，但因膀胱经气血性本寒湿，即使吸热，其所上行天之天部的气态物也少，如从孔隙中上行一般，故名。

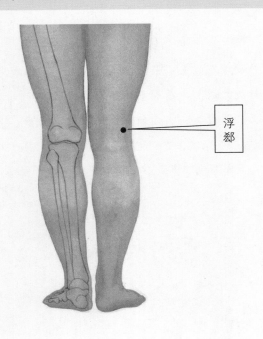

浮郄

按摩浮郄穴的功效

清热降温、舒筋通络。

针刺浮郄穴的方法

直刺1~2寸，局部酸胀，有麻电感向小腿放散。

艾灸浮郄穴的方法

艾炷灸或温针灸5~7壮，艾条灸10~15分钟。

治疗便秘的穴位配伍

主要配穴：天枢穴、大肠俞穴、上巨虚穴、支沟穴、足三里穴。

❶ 治疗气秘者配中脘穴、太冲穴。

❷ 治疗气虚者配脾俞穴、气海穴。

❸ 治疗冷秘者配神阙穴、关元穴。

❹ 治疗热秘者配合谷穴、内庭穴。

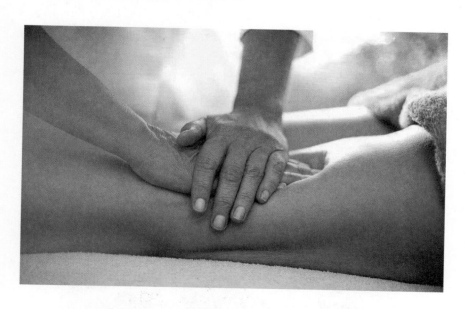

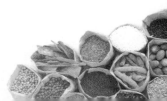

急性胃炎的治疗

急性胃炎救护措施：急性单纯性胃炎病因简单，治疗起来不复杂，只要按下列措施进行救护，很快恢复正常。

（1）祛除病因，卧床休息，停止一切对胃有刺激的饮食和药物。酌情短期禁食，然后给予易消化、清淡、少渣的流质饮食，利于胃的休息和损伤的愈合。

（2）鼓励病人饮水。由于呕吐、腹泻失水过多，病人尽可能多饮水，补充丢失的水分，以糖盐水为好（白开水中加少量糖和盐而成）。不要饮含糖多的饮料，以免产酸过多加重腹痛。呕吐频繁的病人可在一次呕吐完毕后少量饮水（50毫升左右），多次饮入不至于呕出。

（3）止痛，用颠茄片、阿托品、山莨菪碱等药均可。还可局部热敷腹部止痛（有胃出血者勿用）。

（4）伴腹泻、发热者可适当应用小檗碱、诺氟沙星等抗菌药物。病情较轻者一般不用，以免加重对胃的刺激。

（5）呕吐、腹泻严重，脱水明显，应及时送医院进行静脉输液治疗，一般1~2天恢复。

（6）以预防为主，节制饮酒，勿暴饮暴食，慎用或不用易损伤胃黏膜的药物。急性单纯性胃炎要及时治疗，愈后防止复发，以免转为慢性胃炎，迁延不愈。

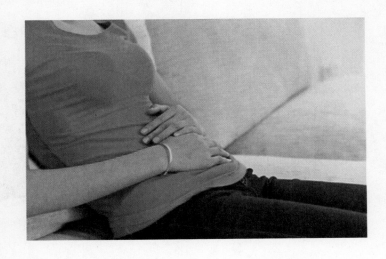

阴陵泉穴

阴陵泉穴位于小腿内侧，胫骨内侧髁下缘与胫骨内侧缘之间的凹陷中，与阳陵泉穴相对。主要治疗腹胀、泄泻、水肿、黄疸、小便不利或失禁、膝痛。配伍肝俞、至阳治黄疸；阴陵泉穴透阳陵泉穴治膝痛。

阴陵泉穴名称释义

阴，水也；陵，土丘也；泉，水泉穴也。阴陵泉穴名意指脾经地部流行的经水及脾土物质混合物在本穴聚合堆积。本穴物质为地机穴流来的泥水混合物，因本穴处肉之凹陷处，泥水混合物在本穴沉积，水液溢出，脾土物质沉积为地之下部翻扣的土丘之状，故名。

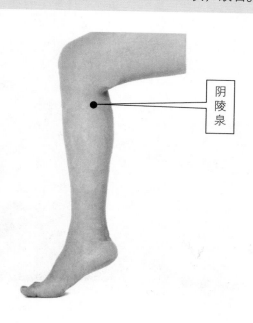

阴陵泉

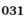

按摩阴陵泉穴的手法

用点揉法，拇指端放于阴陵泉穴处，先顺时针方向按揉2分钟，再点按半分钟，以酸胀为度。

针刺阴陵泉穴的方法

直刺1~2寸，局部酸胀，针感可向下扩散；消肿利水可用子午捣臼法。

艾灸阴陵泉穴的方法

艾炷灸3~5壮，艾条灸5~15分钟。

阴陵泉穴穴位配伍

❶ 配阴陵泉穴、阳陵泉穴治失禁遗尿不自知。

❷ 配阴陵泉穴、三阴交穴治腹寒。

❸ 配阴陵泉穴、水分穴治水肿盈脐。

❹ 配阴陵泉穴、承山穴、解溪穴、太白穴治霍乱。

❺ 配阴陵泉穴、水分穴、中极穴、足三里穴、三阴交穴治癃闭腹水。

❻ 配阴陵泉穴、三阴交穴、日月穴、至阳穴、胆俞穴、阳纲穴治黄疸。

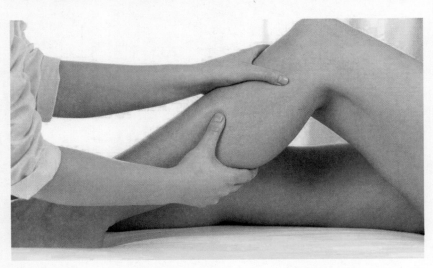

按摩阴陵泉穴治"尿不尽"

慢性前列腺炎是中老年人的常见病，常表现为小便不畅，即解小便时，需要等待一会儿，才能慢慢解出。有时伴有尿不净，需要再等一会儿，才能解净。按摩阴陵泉穴可使患者解小便自如，并且对肛门松弛的治疗也有效。

阴陵泉穴在胫骨内侧髁下缘与胫骨内侧凹陷处（将大腿弯曲90度膝盖内侧凹陷处）。每次按摩100～160下，每日早晚按摩1次，两腿都需要按摩，一般按摩2周见效。

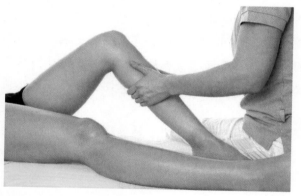

针刺阴陵泉穴治疗肩痛

向阴陵泉穴透刺，同时活动肢体。左取右，右取左（多于对侧阴陵泉下1寸处有明显压痛）。

现代研究

有关实验研究表明，针刺阴陵泉穴对大脑皮质功能有调节作用。强刺激多引起抑制过程；弱刺激则半数引起兴奋过程，半数引起抑制过程。对于降结肠及直肠不蠕动或蠕动很弱者，针刺阴陵泉穴可使之蠕动增强。针刺急性细菌性痢疾患者的阴陵泉穴配外陵穴，凝集素平均效价值最高并且增长最快。阴陵泉穴有调节膀胱张力的作用。

电针正常人阴陵泉穴的脑fMRI研究

有学者通过功能磁共振成像研究电针右侧阴陵泉穴和口面部非穴位点时诱发的脑活动区，比较其异同，推测阴陵泉穴特异性激活区，探讨与临床疗效的相关性。

资料与方法：采用组块刺激模式，电针右利手健康志愿者的右侧阴陵泉穴（5名）和面部非穴位点（5名），对全脑行平面回波血氧水平依赖功能磁共振成像和高分辨率三维T1解剖像，用SPM2软件进行统计学预处理，然后将统计参数图叠加到三维解剖图像。

结果：阴陵泉穴组5名受试者统计学分析后实验显示不同脑区信号升高或降低；信号增高见于右枕叶、右海马、双侧第二躯体感觉区、左顶上小叶；信号降低见于双侧颞下回和右楔前叶；信号呈双向变化见于双侧前额叶。面部非穴位组（5名）显示的脑激活区与之较相似，其中信号增高区域见于双侧中央后回、双侧前额叶、双侧颞上回、双侧岛叶和右枕叶；信号降低区域见于双侧前额叶、双侧枕叶、楔前叶和左顶上小叶。

结论：电针阴陵泉穴未见明显特异性脑活动，大脑在针灸阴陵泉穴促进排尿的临床实践中的作用较局限。

❶《备急千金要方》：阴陵泉、关元，主寒热不节，肾病不可俯仰，气癃尿黄；阴陵泉、阳陵泉，主失禁遗尿不自知；阴陵泉、隐白，主胸中热，暴泄。

❷《百症赋》：阴陵、水分，去水肿之脐盈。

❸《针灸大成》：霍乱，阴陵泉、承山、解溪、太白。

❹《针灸甲乙经》：妇人阴中痛，少腹坚急痛，阴陵泉主之。

❺《杂病穴法歌》：心胸痞满阴陵泉，小便不通阴陵泉。

委阳穴

委阳穴位于腘横纹外侧端，股二头肌肌腱的内侧。按摩委阳穴可辅助治疗腰脊强痛、腹满、小便不利等。

委阳穴名称释义

委，堆积也；阳，阳气也。委阳穴名意指膀胱经的天部阳气在此聚集。本穴物质为委中穴传来的水湿之气，至本穴后因吸热而化为天部阳气，阳气在本穴为聚集之状，故名。

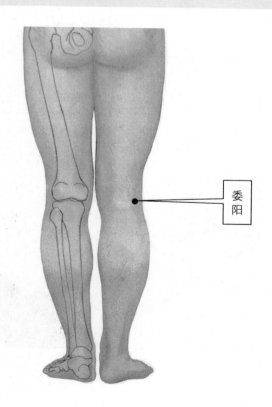

委阳

按摩委阳穴的功效

行气利水、疏通经络、行气活血。

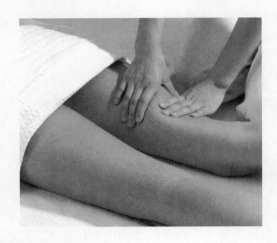

针刺委阳穴的方法

直刺1~1.5寸，局部酸胀，可向大腿及小腿放散。

艾灸委阳穴的方法

艾炷灸或温针灸5~7壮，艾条灸10~15分钟。

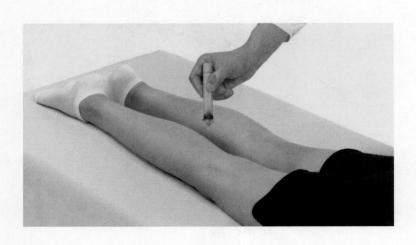

足三里穴

足三里穴是中医术语，足阳明胃经的主要穴位之一，是一个强壮身心的大穴。

足三里穴名称释义

足，指穴所在部位为足部，别于手三里穴之名；三里，指穴内物质作用的范围。足三里穴名意指胃经气血物质在此形成较大的范围。本穴物质为犊鼻穴传来的地部经水，至本穴后，散于本穴的开阔之地，经水大量气化上行于天，形成一个较大气血场范围，如三里方圆之地，故名。

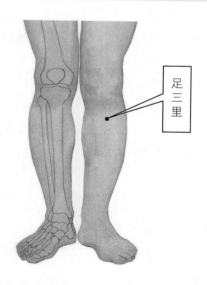

足三里

按摩足三里穴的功效

生发胃气、燥化脾湿、健脾和胃、扶正培元、通经活络、升降气机。

足三里穴的临床应用

胃脘痛

主穴：足三里穴。

配穴：配中脘穴、内关穴，有和胃降逆、宽中理气的作用，主治胃脘痛。

方义：中脘穴为胃之募穴，腑之所会，可以健运中州，调理气机；内关穴宽胸解郁，行气止痛；足三里穴为足阳明胃经合穴，"合治内腑"，可疏调胃气，导滞止痛。

保健原理

本穴属于足阳明胃经，治疗范围很广，包括循环系统、消化系统、呼吸系统等方面的疾病，为长寿第一保健要穴。

按摩足三里穴的好处

❶ 按摩足三里穴会有很多的功效。它是治疗消化系统疾病、牙痛、头痛、呼吸系统疾病、神经痛、鼻部疾病、心脏病、食欲减退、便痛、腹部胀满、胃下垂、呕吐等一切胃肠、腹部不适之主穴。除此之外，它还对腰酸背痛、更年期综合征等有很好的改善作用。

❷ 通常情况下，按摩足三里穴主要是为了促进血液循环，放松身心，以及提神醒脑、消除疲劳。

● 温馨提示

在指压足三里穴的时候，可以一边缓缓吐气，一边强压6秒钟，如此重复数次。当然，要想通过按摩足三里穴而起到以上功效，需要长期的坚持才会取得效果。

殷门穴

殷门穴在大腿后面，承扶穴与委中穴的连线上，承扶穴下6寸。按摩殷门穴可辅助治疗腰脊疼痛、坐骨神经痛、腰部扭伤、下肢麻痹等。

殷门穴名称释义

殷，盛大、众多、富足也；门，出入的门户也。殷门穴名意指膀胱经的地部水湿在此大量气化。本穴物质为承扶穴脾土中外渗而至的地部水湿，至本穴后水湿分散于穴周各部并大量气化，气血物质如充盛之状，故名。

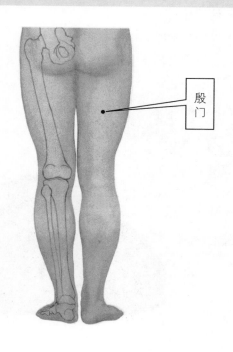

殷门

按摩殷门穴的手法

用两手拇、食指岔开，同时捏拿两腿殷门穴各50下；或者用两手掌分按两腿殷门穴，同时上下摩擦50下。

针刺殷门穴的方法

直刺1~2寸，局部酸胀，有闪电样感向下肢放散。

艾灸殷门穴的方法

艾炷灸或温针灸5~7壮，艾条灸10~15分钟。

穴位解剖

在半腱肌与股二头肌之间，浅层布有股后皮神经，深层有坐骨神经及并行的动、静脉，股深动脉穿支等。

殷门穴穴位配伍

① 配大肠俞穴治腰痛。
② 配肾俞穴、委中穴治腰脊疼痛。
③ 配风市穴、足三里穴治下肢痿痹。

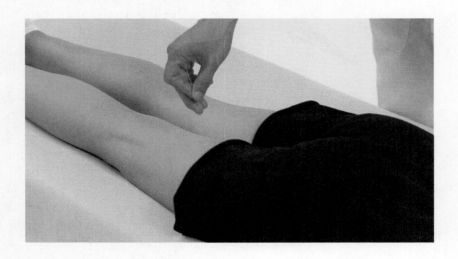

漏谷穴

漏谷穴，中医针灸穴位之一，足太阴脾经的第7个穴位。该穴在小腿内侧，内踝尖与阴陵泉穴的连线上，距内踝尖6寸，胫骨内侧后方。

漏谷穴名称释义

漏，漏落也；谷，五谷也，细小之物也。漏谷穴名意指脾经中的浊重物质在此沉降。本穴物质由三阴交穴传来，因脾经的湿热之气与肝经及肾经气血物质进行了交换，上行至本穴的气态物质则温度偏低，在本穴的变化是散热缩合冷降的变化，浊重的部分由天部沉降到地部，如细小的谷粒漏落之状，故名。

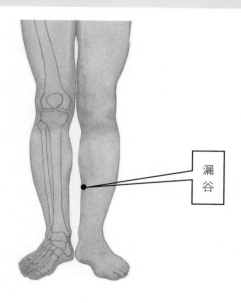

漏谷

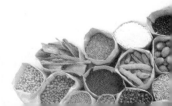

按摩漏谷穴的作用

辅助治疗腹胀、腹鸣、消化不良、小便不利、遗精、疝气偏坠、丹毒、腿膝厥冷、下肢痿痹、脚气等。

按摩漏谷穴的功效

沉降脾经阴浊。

穴位解剖

在胫骨后缘与比目鱼肌之间，深层有趾长屈肌；有大隐静脉，胫后动、静脉；有小腿内侧皮神经，深层内侧后方有胫神经。

漏谷穴穴位配伍

① 配曲泉穴治血瘕。

② 配阴陵泉穴、三阴交穴治下肢肿痛。

漏谷穴的临床应用

遗精

主穴：关元穴、肾俞穴、三阴交穴。

配穴：肾虚不固者，配志室穴、太溪穴；心脾两虚者，配心俞穴、脾俞穴；阴虚火旺者，配太溪穴、神门穴；湿热下注者，配中极穴、阴陵泉穴；失眠者，配神门穴；头晕者，配百会穴；自汗者，配复溜穴。

方义：关元穴为任脉与足三阴经穴的交会穴，可调补肝、脾、肾，振奋肾气；肾俞穴补肾固精；三阴交穴善调脾、肝、肾之气，清泄虚火，固摄精关。

实证癃闭

主穴：中极穴、膀胱俞穴、三阴交穴、阴陵泉穴。

配穴：湿热蕴结者，配委阳穴；肺热壅盛者，配尺泽穴；肝郁气滞者，配太冲穴、支沟穴；瘀血闭阻者，配次髎穴、血海穴。

方义：中极穴为膀胱募穴，配膀胱之背俞穴，俞募相配，促进膀胱气化功能，通利小便；三阴交穴、阴陵泉穴为脾经腧穴，善于醒脾利湿，消除瘀滞，通利小便。

虚证癃闭

主穴：脾俞穴、肾俞穴、三焦俞穴、关元穴、三阴交穴。

配穴：脾气虚弱者，配气海穴、足三里穴；肾阳虚弱者，配太溪穴、阴谷穴；无尿意或无力排尿者，配气海穴、曲骨穴。

方义：脾俞穴、肾俞穴振奋脾肾气机，脾肾不足则三焦决渎无力，故用三焦俞以通调三焦气机；关元穴为任脉与足三阴经交会穴，能温补下焦元气，鼓舞膀胱气化；三阴交穴调理肝、脾、肾功能，以助膀胱气化，诸穴相配可达益气启闭之功效。

食疗治腹胀

① 避免吃容易产气的食物。容易产气的食物有白萝卜、卷心菜、豆类、白薯、蜂蜜、韭菜、生蒜、芹菜等。

② 避免消化不良。消化不良时可进行合理的饮食控制，腹胀时应在饮食中减少蔗糖量和牛奶等胀气食品。

③ 避免进食含气的食物。含气的食物有蛋类、打起泡沫的奶油、打起泡沫的加糖牛奶、汽水。

食疗治小便不利

做法：茯苓粉（即茯苓晒干研粉）30克，大米100克，红枣15个，红糖30克。先将红枣去核，与洗净的大米一同煮烂，将红糖放入粥内，再加入茯苓粉，煮沸即成。

功效：健脾益胃、利水消肿、宁心安神。

适应证：老年性水肿、脾虚泄泻、小便不利。

宜忌：老年人脱肛和小便频数者不宜服食。

梁丘穴

梁丘穴，中医针灸穴位之一，足阳明胃经的第34个穴位。屈膝，该穴在大腿前面，髂前上棘与髌底外侧端的连线上，髌底上2寸。

梁丘穴名称释义

梁，屋之横梁也；丘，土堆也。梁丘穴名意指本穴的功用为约束胃经经水向下排泄。本穴物质为阴市穴下传的地部经水，至本穴后因位处肌肉隆起处，对流来的地部经水有围堵作用，经水的传行只能是满溢越梁而过，故名。

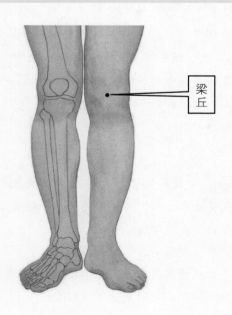

梁丘

按摩梁丘穴的作用

辅助治疗膝肿痛、膝胫痹痛、鹤膝风、胃痛、胃痉挛、腹泻、膝盖疼痛、乳痈、乳痛、下肢不遂等。

按摩梁丘穴的功效

约束并囤积胃经经水。

针刺梁丘穴的方法

直刺1~1.5寸。

艾灸梁丘穴的方法

艾炷灸3~5壮，艾条灸5~10分钟。

蠡沟穴

蠡沟穴在小腿内侧，内踝尖（高点）上5寸，胫骨内侧面的中央。按摩蠡沟穴具有辅助治疗月经不调、崩漏、赤白带下、疝气、小便不利、睾丸肿痛、遗尿、足胫酸痛等作用。

蠡沟穴名称释义

蠡，瓠瓢也，此指穴内物质如瓠瓢浮于水中漂浮不定之状；沟，沟渠也，此指穴内物质运行循一定的道路。蠡沟穴名意指三阴交穴传来的温湿水汽由本穴别走足少阳胆经。本穴物质为三阴交穴分配而来的温湿水汽，因其性温，既无上升之力，又无沉降之能，温湿水汽在天部层次如漂浮不定之状，但由于其温度及所处的天部层次与胆经相近，因此此温湿水汽分别漂行于肝胆二经，故名。

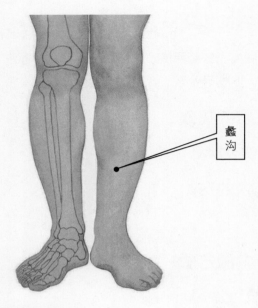

蠡沟

蠡沟

蠡沟穴的取穴方法

正坐或仰卧位，先在内踝尖（高点）上5寸的胫骨内侧面上作一水平线，于胫骨内侧面的后中1/3交点处取穴。

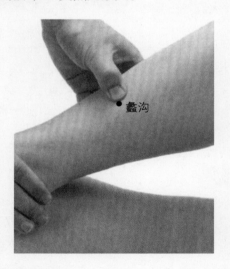

蠡沟

按摩蠡沟穴的功效

益肝调经、清热消肿。

蠡沟穴穴位配伍

① 配百虫窝穴、阴陵泉穴、三阴交穴治滴虫性阴道炎。

② 配中都穴、地机穴、中极穴、三阴交穴治月经不调、睾丸炎。

③ 配大敦穴、气冲穴治睾丸肿痛、疝气、赤白带下。

蠡沟穴的临床应用

阴挺

主穴：百会穴、气海穴、维道穴、子宫穴。

配穴：脾气虚陷者，配足三里穴、气海穴；肾阳亏虚者，配关元穴、大赫穴、照海穴；湿热下注者，配脾俞穴、阴陵泉穴、蠡沟穴。

方义：百会穴位于巅顶，为督脉穴位，可振奋阳气，升阳举陷；气海穴为任脉穴，能益气固胞；维道穴为足少阳与带脉之会，可加强维系带脉，固摄胞宫之功；子宫穴乃经外奇穴，是治疗阴挺的经验穴。

食疗治月经不调

黑糯米粥

【主料】红枣30克，桂圆10粒，黑糯米100克，红糖适量。

【做法】①红枣洗净，备用；②桂圆去皮洗净，备用；③黑糯米洗净，加入红枣、桂圆、适量水煮成粥状，依口味加入适量红糖即可。

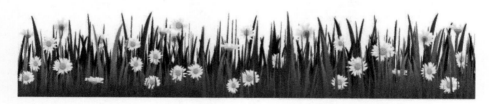

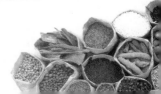

第二章　腿部重要的穴位常识

中渎穴

中渎穴属于足少阳胆经，位于大腿外侧，腘横纹上7寸，髂胫束后缘。按摩中渎穴具有辅助治疗下肢痿痹、麻木及半身不遂等作用。

中渎穴名称释义

中，与外相对，指穴之内部；渎，水流冲刷而成的小沟渠。中渎穴名意指胆经经气化雨冷降后在此形成地部的小沟渠。本穴物质为风市穴传来的水湿云气，至本穴后化雨冷降为地部经水，经水循胆经向下流淌时形成小沟渠之状，故名。

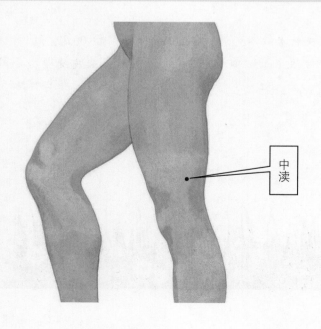

中渎

按摩中渎穴的功效

祛风散寒、舒筋活络。

针刺中渎穴的方法

直刺1~1.5寸。

艾灸中渎穴的方法

艾炷灸5～7壮，艾条灸10～15分钟。

中渎穴穴位配伍

❶ 配阴市穴，具有通经祛寒止痛的作用，辅助治疗下肢外侧凉麻、疼痛。

❷ 配阳陵泉穴、环跳穴、足三里穴，具有通经活络的作用，辅助治疗下肢痿痹。

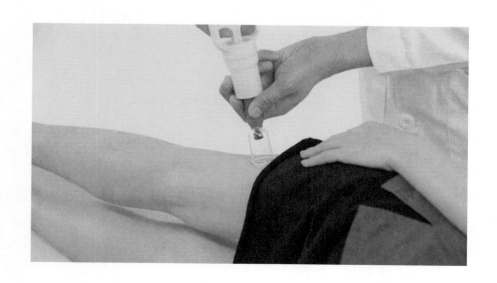

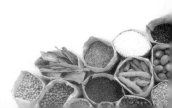

中都穴

中都穴布有隐神经的分支及大隐静脉。按摩中都穴具有辅助治疗月经不调、崩漏、赤白带下、恶露不净、疝气、少腹痛、遗精、泻痢、下肢痿痹等作用。

中都穴名称释义

中，与外相对，指穴之内部；都，都市之意。中都穴名意指肝经的水汽在此云集天之下部。本穴物质为蠡沟穴传来的水湿之气，至本穴后水湿之气聚集而成一个水湿气场，所处为天之下部，如同肝经气血的集散之地，故名。

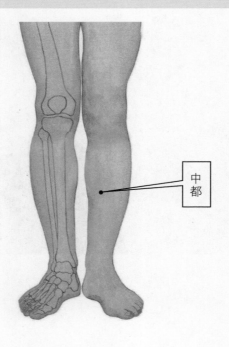

中都

中都穴的取穴方法

中都穴位于人体的小腿内侧，内踝尖上7寸，胫骨内侧面的中央。

在胫骨内侧面中央；其内后侧有大隐静脉；布有隐神经的中支。

按摩中都穴的功效

疏肝理气、调经止血。

针刺中都穴的方法

平刺0.5~0.8寸

艾灸中都穴的方法

艾炷灸3~5壮，艾条灸5~10分钟。

中都穴穴位配伍

❶ 配血海穴、三阴交穴治月经过多和崩漏、产后恶露不绝。

❷ 配合谷穴、次髎穴、三阴交穴治痛经。

❸ 配脾俞穴、阴陵泉穴治赤白带下。

❹ 配足三里穴、梁丘穴治肝木乘土之腹胀、泄泻。

❺ 配太冲穴治疝气。

❻ 配三阴交穴、阴陵泉穴、膝阳关穴、膝关穴、伏兔穴、箕门穴治下肢痿痹、瘫痪。

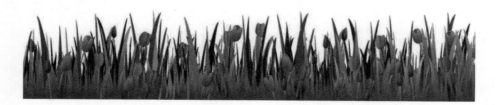

阴市穴

阴市穴，中医针灸穴位之一，足阳明胃经的第33个穴位。该穴在大腿前面，髂前上棘与髌底外侧端的连线上，髌底上3寸。

阴市穴名称释义

阴，水也；市，聚散之地。阴市穴名意指胃经的地部经水在此汇合。本穴物质为髀关穴传来的地部经水，为脾土中的外渗之水，因本穴处肉之陷，经水在此为汇合之状，故名。

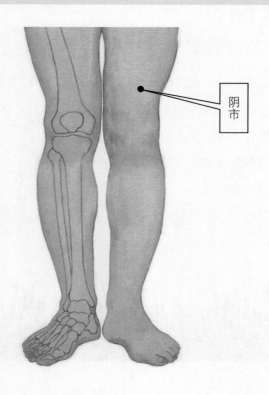

阴市

按摩阴市穴的作用

辅助治疗少腹胀痛、水肿，腿膝麻痹、酸痛、屈伸不利，疝气等。

按摩阴市穴的功效

温下焦，散寒除湿；通经络，强腰膝，利关节。

针刺阴市穴的方法

直刺1~1.5寸。

艾灸阴市穴的方法

艾炷灸3~5壮，艾条灸5~10分钟。

阴市穴穴位配伍

配足三里穴、阳陵泉穴辅助治疗下肢不遂。

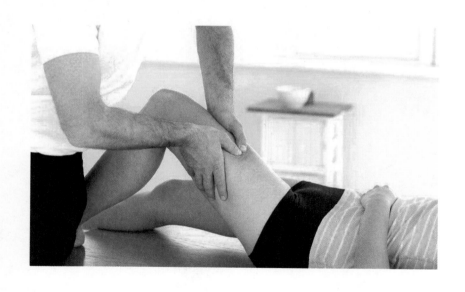

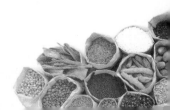

阴谷穴

阴谷穴，中医针灸穴位之一，足少阴肾经的第10个穴位。该穴在腘窝内侧，在半腱肌肌腱外侧缘半膜肌肌腱之间。

阴谷穴名称释义

阴，阴性水湿也；谷，肉之大会也，两山所夹空隙也。阴谷穴名意指肾经的水湿之气在此汇合并形成大范围的水湿云气。本穴物质为筑宾穴传来的水湿之气，至本穴后聚集为水湿云气，水湿云气性寒冷，故名。

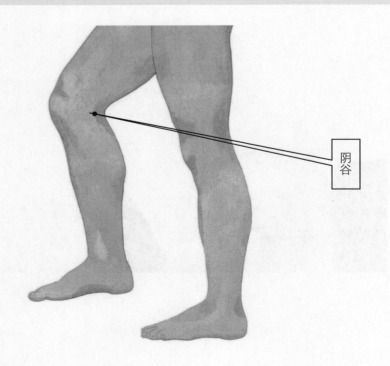

阴谷

按摩阴谷穴的作用

辅助治疗小便不利、阳痿、遗精、崩漏、赤白带下、疝气、阴囊湿痒、膝痛、尿路感染等。

按摩阴谷穴的功效

除降浊气、益肾调经、理气止痛。

按摩阴谷穴的手法

按摩阴谷穴时，一面缓缓吐气，左右同时用力按压阴谷穴6秒钟，至发痛的程度为止。每天耐心按压阴谷穴30次。

阴谷穴穴位配伍

❶ 配肾俞穴、关元穴，具有补肾壮阳的作用，主要治疗阳痿、小便不利。

❷ 配大赫穴、曲骨穴、命门穴治寒疝、阳痿、早泄、月经不调、崩漏。

❸ 配照海穴、中极穴治癃闭。

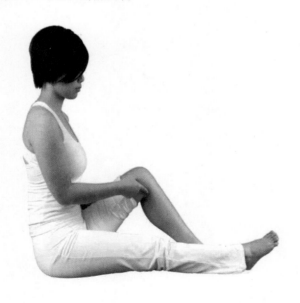

阴包穴

阴包穴，中医针灸穴位之一，足厥阴肝经的第9个穴位。该穴在大腿内侧，髌底上4寸，股薄肌与缝匠肌之间。主要治疗月经不调、遗尿、小便不利、腰骶痛引少腹。

阴包穴名称释义

阴，水也；包，收也。阴包穴名意指肝经的水湿之气在此为云集之状。本穴物质为曲泉穴传来的弱小阴湿水汽及足五里穴外渗下行的地部经水，至本穴后天地二部水湿皆聚集本穴，如肝经水湿的包收之地，故名。阴胞名意与阴包同。

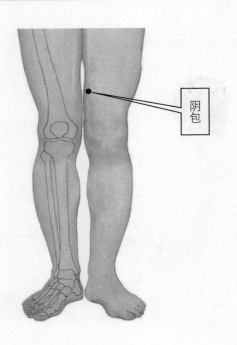

阴包

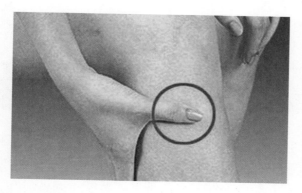

按摩阴包穴的功效

调经止痛、利水通淋。

穴位解剖

穴下为皮肤、皮下组织、大收肌。浅层分布有闭孔神经的皮支，大隐静脉的属支。皮肤薄，皮下组织结构疏松。大隐静脉由股骨内侧髁的后方渐行于大腿前内侧。针由皮肤、浅筋膜于大隐静脉外侧，穿深筋膜，于缝匠肌内侧入内收肌。在缝匠肌的深肌，有股动脉、股静脉与隐神经从股腘管下口入腘窝。缝匠肌由股神经支配，内收肌由闭孔神经支配。

阴包穴的临床应用

主穴： 关元穴、中极穴、膀胱俞穴、三阴交穴。

配穴： 肾气不足者，配肾俞穴、命门穴、太溪穴；肺脾气虚者，配气海穴、肺俞穴、足三里穴。

方义： 关元穴为任脉与足三阴经交会穴，培补元气，益肾固本；中极穴为膀胱之募穴，配背俞穴膀胱俞，俞募相配，可促进膀胱气化功能；三阴交穴为足三阴经交会穴，通调肝、脾、肾三经经气，可健脾益气、益肾固本而止遗尿。

交信穴

交信穴，中医针灸穴位之一，足少阴肾经的第8个穴位。按摩交信穴具有缓解崩漏、赤白带下、月经不调、阴挺、经闭、便秘、疝气等作用。

交信穴名称释义

交，交流、交换也；信，信息也。交信穴名意指肾经经气由此交于三阴交穴。本穴物质为复溜穴传来的水湿之气，因其吸热扬散而质轻，因此从本穴外走脾经气血所在的天部层次，故名。

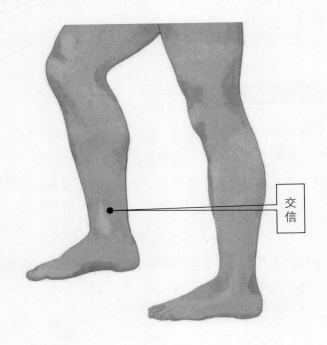

交信

交信穴的取穴方法

交信穴位于人体的小腿内侧，内踝尖上2寸，胫骨内侧的后际凹陷中；复溜穴前0.5寸。

按摩交信穴的作用

辅助治疗崩漏、赤白带下、月经不调、阴挺、经闭、便秘、疝气等。

按摩交信穴的功效

外散寒冷水湿。

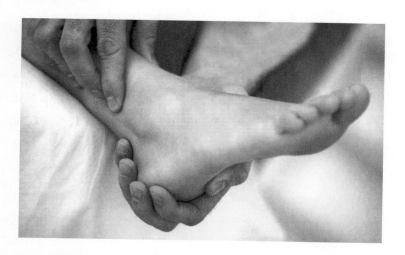

针刺交信穴的方法

直刺0.5~1寸。

艾灸交信穴的方法

艾炷灸3~5壮，艾条灸5~10分钟。

穴位解剖

在趾长屈肌中；深层为胫后动、静脉；布有小腿内侧皮神经，后方为胫神经本干。

主治疾病

　　月经不调，崩漏，阴挺，泄泻，便秘，五淋，疝气，阴痒，痢疾。

便秘的合理调理

　　在日常生活中，生活习惯对此病的影响很大，所以治疗便秘首先要养成一个良好的生活习惯。

　　（1）每天定时吃饭、定时排便、定时休息，养成固定的生活规律。同时要养成良好的饮食习惯，每天多饮水，如早晨起床先喝温开水。

　　（2）平时多吃一些富含膳食纤维的食物，因富含膳食纤维的食物通便效果较好。膳食纤维，特别是可溶性膳食纤维具有吸水膨胀的特性，在肠道中可以起到双向调节作用，既可以帮助排便，也可以缓解腹泻。因为便秘时膳食纤维通过吸收水分使粪便体积增大，刺激肠道蠕动而帮助排便；腹泻时它又会吸附肠道内过多的水分，从而减轻腹泻症状。富含膳食纤维的食物有芹菜、韭菜、白菜、蒜薹、燕麦、红薯、带皮苹果、整粒的豆子和玉米等，这些都是防止便秘的食物选择。

　　（3）除此之外，便秘患者应保持心情舒畅，坚持锻炼。

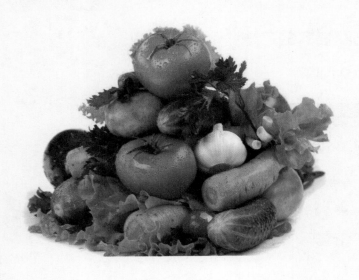

复溜穴

复溜穴，人体下肢穴位之一，属足少阴肾经经穴。按摩复溜穴可辅助治疗腹胀、肠鸣、水肿、泄泻、无汗、多汗、脚气、腿肿、尿路感染等。

复溜穴名称释义

复，再也；溜，悄悄地散失也。复溜穴名意指肾经的水湿之气在此再次吸热蒸发上行。本穴物质为照海穴传输来的寒湿水汽，上行至本穴后因其再次吸收天部之热而蒸升，气血的散失如溜走一般，故名。

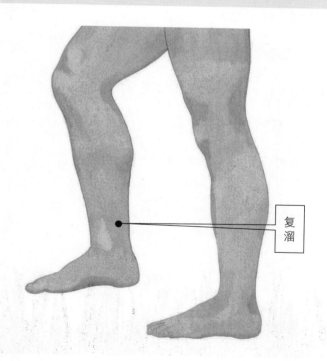

复溜

复溜穴的取穴方法

正坐垂足或仰卧位，在内踝尖上2寸，跟腱的前缘处取穴。

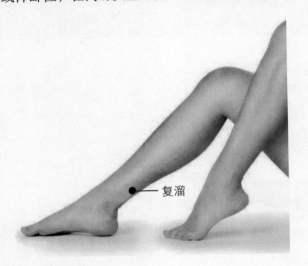

复溜

按摩复溜穴的功效

补肾滋阴、利水消肿。

针刺复溜穴的方法

直刺0.5～1寸，局部酸胀，有麻电感向脚底放散。

艾灸复溜穴的方法

艾炷灸或温针灸3～5壮，艾条灸5～10分钟。

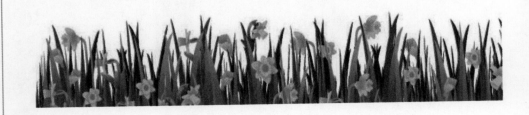

阳陵泉穴

阳陵泉穴，中医针灸穴位之一，足少阳胆经的第34个穴位。该穴在小腿外侧，腓骨头前下方凹陷处。主要治疗半身不遂，下肢痿痹、麻木，膝肿痛，脚气，胁肋痛，口苦，呕吐，黄疸，小儿惊风。

阳陵泉穴名称释义

阳，阳气也；陵，土堆也；泉，源源不断也。阳陵泉穴名意指胆经的地部经水在此大量气化。本穴物质为膝阳关穴飞落下传的经水及胆经膝下部经脉上行而至的阳热之气，二气交会后，随胆经上扬的脾土尘埃吸湿后沉降于地，胆经上部经脉落下的经水亦渗入脾土之中，脾土固化于穴周，脾土中的水湿则大量气化，如同脾土尘埃的堆积之场和脾气的生发之地，故名。阳陵名意与阳陵泉同。

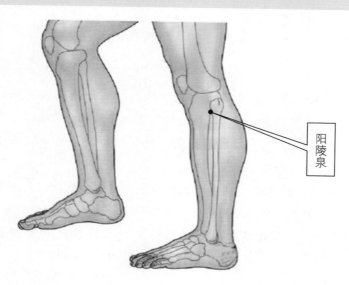

阳陵泉

"肩痛阳陵收"——解决肩膀痛等症状

肩膀很痛的话找阳陵泉穴。阳陵泉穴的位置在足三里穴的外侧，用找足三里穴的方法，无名指端的位置就是足三里穴，小指端的位置就是阳陵泉穴。大家不用担心自己找的位置不准，担心找得不准的话，就把面积按大一点儿。

按摩阳陵泉穴的手法

❶ 用两手拇指分别按压两小腿的阳陵泉穴。

❷ 两手掌心、掌根、指端一起用力，上下揉50下。可以防治膝骨关节炎、膝冷痛、鹤膝风、老寒腿、下肢不遂等。

阳陵泉穴治疗扭伤

首先是使用按压法重力按压5～6分钟，然后可以用皮肤针敲打（因为它是实证），也可以出点血，这个时候也可以艾灸，艾灸可以让瘀血消散，能缓解很多疼痛。

穴位解剖

在腓骨长、短肌中；有膝下外侧动、静脉；在腓总神经分为腓浅神经及腓深神经处。

现代研究

❶ 缓解胆囊炎、结石症：据报道，针刺阳陵泉穴可使胆囊收缩，还能促进胆汁分泌，对奥狄括约肌有明显的解痉作用。

❷ 调整脑血流量：实验研究，针刺阳陵泉穴可使脑血流量增加，脑血管阻力降低。

❸ 缓解内脏疼痛：据报道，阳陵泉穴透阴陵泉穴，强刺激，对缓解内脏疼痛有一定的效果。

❹ 治落枕、肩周炎：针刺阳陵泉穴治疗落枕、肩周炎效果较好。

阳交穴

阳交穴，中医针灸穴位之一，足少阳胆经的第35个穴位。该穴在小腿外侧，外踝尖上 7 寸，腓骨后缘。

阳交穴名称释义

阳，阳气也；交，交会也。阳交穴名意指胆经吸热上行的天部阳气在此交会。本穴物质为外丘穴传来的湿热风气，至本穴后，此气吸热胀散上至于天之天部而成为阳气，与膀胱经飞扬穴扬散于天之天部的阳气相交会，故名。

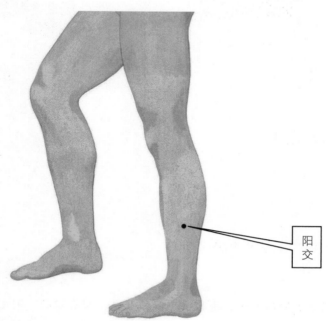

阳交

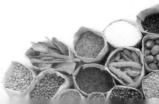

按摩阳交穴的作用

辅助治疗面肿、癫痫、惊狂、胸胁胀满疼痛、膝股痛、下肢痿痹、坐骨神经痛等。

按摩阳交穴的功效

舒筋活络、理气降浊。

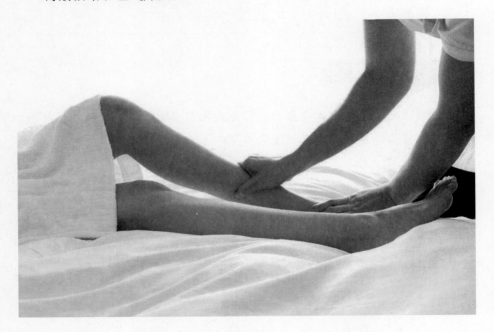

针刺阳交穴的方法

直刺1~1.5寸。

艾灸阳交穴的方法

艾炷灸5~7壮，艾条灸10~15分钟。

穴位解剖

在腓骨长肌附着部；有腓动、静脉分支；布有腓肠外侧皮神经。

按摩：病人俯卧，施术者用手掌按揉其腰骶部、臀部、下肢后侧数次；再用拇指沿坐骨神经的行走路线做拨筋法数次；最后让病人仰卧，下肢屈曲做髋关节上下摇动数次。

灸法：取夹脊穴、秩边穴、环跳穴、委中穴、腰阳关穴、阳陵泉穴、承山穴、悬钟穴，腰痛加肾俞穴、关元穴，大腿后侧痛加承扶穴、殷门穴，膝痛加足三里穴，踝痛加昆仑穴。每天施灸1~2次，每穴每次10~15分钟。

刮痧：继发性坐骨神经痛，刮拭患侧夹脊穴、环跳穴、殷门穴、委中穴、承山穴3~5分钟；原发性坐骨神经痛则不刮夹脊穴，从患侧环跳穴刮拭至昆仑穴，重手法3~5分钟。

拔罐：取肾俞穴、大肠俞穴、环跳穴、承扶穴、殷门穴、委中穴、阳陵泉穴、志室穴、涌泉穴，每次选3~5穴，留罐10分钟左右，每天或隔天1次。

敷贴：①吴茱萸、附片、肉桂、干姜、川芎、苍术、独活、威灵仙、全蝎、羌活各10克，细辛6克，红花15克，冰片10克，皂角刺9克，川椒30克，共研细末。用时每穴取药10克，置于胶布中间，敷贴腰眼穴、脾俞穴、肾俞穴、环跳穴、承山穴。每天换药1次，6天为1疗程。适用于寒湿型坐骨神经痛。②丝瓜子适量，捣烂，敷命门穴、承山穴，每天换药1次。适用于湿热型坐骨神经痛。③当归50克，红花30克，乳香、没药各20克，牛膝15克，醋300毫升。将以上药物入醋中浸泡4小时，再放入锅内加热数十沸，以纱布浸药液，趁热外敷腰眼穴、环跳穴、承山穴，凉时换药。每天1次，适用于瘀血型坐骨神经痛。

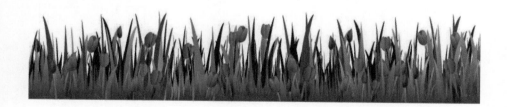

阳辅穴

阳辅穴，中医针灸穴位之一，足少阳胆经的第38个穴位。该穴位于小腿外侧，外踝尖上4寸，腓骨前缘。按摩阳辅穴具有辅助治疗偏头痛、胸胁痛、腰腿痛、坐骨神经痛、半身不遂等作用。

阳辅穴名称释义

阳指阳气，辅为辅佐之意。阳辅穴名意指胆经的水湿之气在此吸热上行。本穴物质为悬钟穴外散而来的湿冷水汽，至本穴后因受外界之热而升温上行，如辅佐胆经气血向上蒸升的作用，故名。

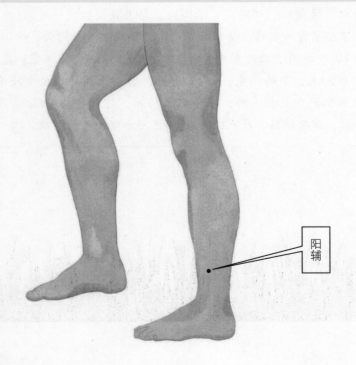

阳辅

按摩阳辅穴的功效

舒筋活络、清热散风。

针刺阳辅穴的方法

直刺0.8~1.2寸，局部酸胀，可向下扩散。

艾灸阳辅穴的方法

艾炷灸3~5壮，艾条灸5~10分钟。

穴位解剖

在趾长伸肌和腓骨短肌之间；有胫前动、静脉分支；布有腓浅神经。

阳辅穴穴位配伍

❶ 配环跳穴、阳陵泉穴治下肢外侧痛。

❷ 配风池穴、太阳穴治偏头痛。

❸ 配丘墟穴、足临泣穴治腋下痛。

偏头痛的治疗

❶ **冰袋冷敷**：将冰块放在冰袋里或用毛巾包好，敷在头痛部位。等冷却的头部血管收缩后，症状自然会减轻。

❷ **躺下来休息一会儿**：如果有条件的话，在偏头痛发作时，不妨在光线较暗、四周安静的房间里休息一会儿，一般只要睡上半个小时，偏头痛就会有所缓解。

❸ **按摩头部**：对头部进行力度适中的按摩，是缓解偏头痛的有效方法。太阳穴是偏头痛按摩的重要穴位，可以用食指来按压，或用拳头在太阳穴到发际处轻轻来回地转动按摩。

❹ **静心冥想**：冥想是治疗偏头痛的新方法。可以在头痛发作时听着音乐闭目冥想一会儿，大自然的和谐之音会使你忘却病痛。

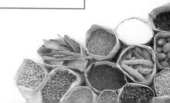

悬钟穴

悬钟穴，中医针灸穴位之一，足少阳胆经的第39个穴位。该穴在小腿外侧，外踝尖上 3 寸，腓骨前缘。主要治疗半身不遂、颈项强痛、胸腹胀满、胁肋疼痛、膝腿痛、腋下痛、脚气。

悬钟穴名称释义

悬，吊挂也，指空中；钟，古指编钟，为一种乐器，其声浑厚响亮。悬钟穴名意指胆经上部经脉的下行经水在此飞落而下。本穴物质为胆经上部经脉下行而至的地部经水，至本穴后经水由上飞落而下，如瀑布发出巨响一般，故名。

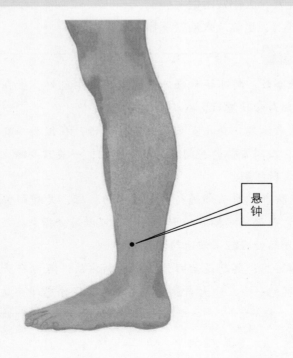

悬钟

按摩悬钟穴的功效

舒筋活络、清热生气、疏肝益肾。

针刺悬钟穴的方法

直刺0.5~0.8寸，深刺可透三阴交穴，局部酸胀，可扩散至足。

艾灸悬钟穴的方法

艾炷灸3～5壮，艾条灸5~10分钟。

悬钟穴穴位配伍

① 配风池穴主要缓解眩晕、耳鸣。

② 配内庭穴主要缓解心腹胀满。

③ 配后溪穴、天柱穴主要缓解颈项强痛。

④ 配昆仑穴、合谷穴、曲池穴、肩髃穴、足三里穴主要缓解中风、半身不遂。

⑤ 配丰隆穴主要缓解高脂血症。

⑥ 配后溪穴、列缺穴主要缓解项强、落枕。

穴位解剖

穴下为皮肤、皮下组织、趾长伸肌、小腿骨间膜。浅层布有腓肠外侧皮神经，深层有腓深神经的分支。

现代研究

有报道认为，本穴与红细胞生成有关，也是嗜酸性粒细胞的敏感穴，对嗜酸性粒细胞有特异性。另据报道，针刺悬钟穴可使患者肌电幅度升高。

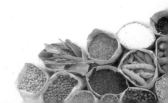

膝关穴

膝关穴，中医针灸穴位之一，足厥阴肝经的第7个穴位。主要治疗下肢痿痹、膝膑肿痛、寒湿走注、历节风痛、不能举动，还可用于缓解咽喉肿痛等。

膝关穴名称释义

膝，指穴在膝部也；关，关卡也。膝关穴名意指肝经的上行之气中滞重水湿在此沉降。本穴物质为中都穴传来的阴湿水汽，至本穴后滞重的水湿无力上行而沉降于下，只有少部分水汽吸热后继续上行如同关卡一般阻挡滞重水湿的上行，故名。阴关名意与膝关同。

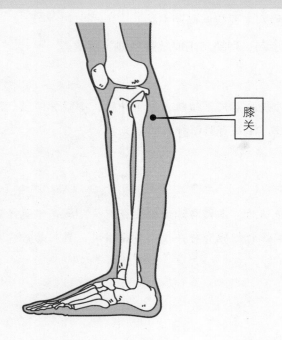

膝关

膝关穴的取穴方法

屈膝，先取胫骨内侧髁下缘的阴陵泉穴，再于其后方1寸处取穴。

按摩膝关穴的功效

散寒除湿、通经利节。

针刺膝关穴的方法

直刺1~1.5寸。

艾灸膝关穴的方法

艾炷灸3~5壮，艾条灸5~10分钟。

膝关穴穴位配伍

❶ 配足三里穴、血海穴、阴市穴、阳陵泉穴、髀关穴、伏兔穴、丰隆穴治中风、下肢不遂、小儿麻痹等。

❷ 配委中穴、足三里穴治两膝红肿疼痛。

膝关穴的临床应用

外 感 头 痛

主穴： 百会穴、太阳穴、列缺穴、风池穴。

配穴： 风寒头痛者，配风门穴、合谷穴；风热头痛者，配大椎穴、曲池穴；风湿头痛者，配头维穴、阴陵泉穴；阳明头痛者，配攒竹穴、合谷穴、内庭穴；少阳头痛者，配率谷穴、外关穴、足临泣穴；太阳头痛者，配天柱穴、后溪穴、申脉穴；厥阴头痛者，配四神聪穴、太冲穴、内关穴。

方义： 百会穴位于巅顶，太阳穴位于颞侧，为止头痛之效穴，两穴相配，可疏导头部经气；列缺穴为肺经络穴，可宣肺解表，祛风通络，又有"头项寻列缺"之谓；风池穴为足少阳与阳维脉的交会穴，擅长祛风活血，通络止痛。

外丘穴

外丘穴，中医针灸穴位之一，足少阳胆经的第36个穴位。主要治疗颈项强痛、胸胁痛、下肢痿痹、癫狂。

外丘穴名称释义

外，胆经之外也；丘，土丘也。外丘穴名意指随胆经风气上扬的脾土尘埃由此飘扬于胆经之外。本穴物质为光明穴传来的阳热风气，至本穴后阳热风气势弱缓行并吸热冷降，随阳热风气上扬的脾土尘埃则飘散于胆经之外，故名。

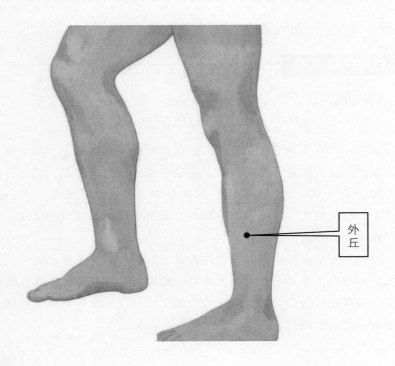

外丘

外丘穴的取穴方法

正坐垂足或仰卧位，在外踝尖上7寸，与阳交穴相平，于腓骨前缘取穴。

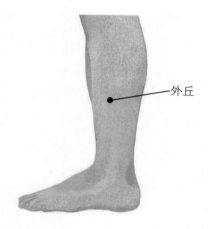

外丘

按摩外丘穴的功效

舒筋活络、传递风气。

外丘穴穴位配伍

① 配足三里穴、陵后穴、阳陵泉穴、条口穴辅助治疗腓总神经麻痹。

② 配伏兔穴、环跳穴、阳交穴、阳陵泉穴辅助治疗下肢痿、痹、瘫。

③ 配百会穴、丰隆穴、腰奇穴、间使穴辅助治疗癫狂。

④ 配风池穴、后溪穴辅助治疗颈项强痛。

⑤ 配太冲穴、肝俞穴、支沟穴辅助治疗胸胁痛。

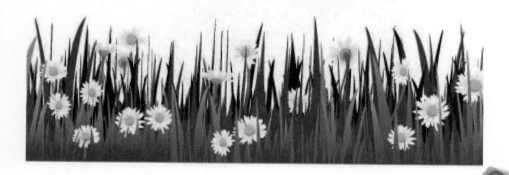

图解百病从腿养

外丘穴的临床应用

发作期痫证

主穴：水沟穴、百会穴、后溪穴、涌泉穴、内关穴。

配穴：配膈俞穴、肝俞穴、三阳络穴、阳陵泉穴，治胸胁胀满；配后顶穴，治颈项痛、恶风寒。

方义：水沟穴、百会穴为督脉要穴，后溪穴通督脉，督脉入络脑，三穴同用熄风醒脑开窍，是治疗癫狂的要穴；涌泉穴为肾经井穴，刺之滋水潜阳，速降肝风，以助开窍醒脑；内关穴为心包经络穴，可开心窍豁痰化浊，调理心神。

食疗治慢性前列腺炎

车前绿豆粥：将车前子30克、橘皮15克、通草10克用纱布包起来，煮汁去渣，入绿豆50克和薏苡仁100克、大米50克煮粥。空腹服，连服数日。适用于老年人前列腺炎、小便淋痛。

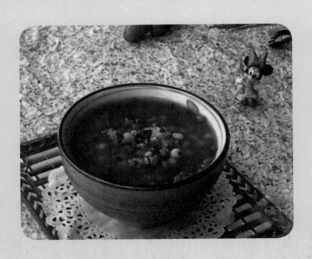

条口穴

条口穴，中医针灸穴位之一，足阳明胃经的第38个穴位。主要治疗下肢痿痹、转筋、肩臂痛、脘腹疼痛。

条口穴名称释义

条，木之条也，风也；口，气血出入的门户也。条口穴名意指本穴的气血物质以风的形式运行。本穴物质为上巨虚穴传来的天之下部水湿云气，其量及范围皆大，经本穴的狭小通道下行时是快速的通行之状，如风之运行，故名。

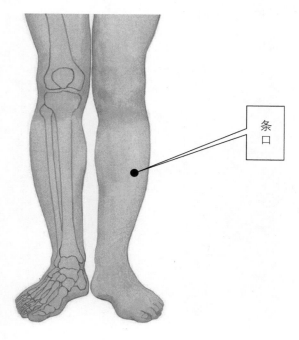

条口

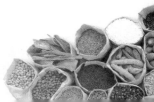

条口穴的取穴方法

条口穴位于人体的小腿前外侧，犊鼻穴下8寸，犊鼻穴与解溪穴连线上。

按摩条口穴的功效

舒筋活络、理气和中。

针刺条口穴的方法

直刺1~1.5寸。

艾灸条口穴的方法

艾炷灸3~7壮，艾条灸5~15分钟。

条口穴穴位配伍

配肩髃穴、肩髎穴缓解肩臂痛。

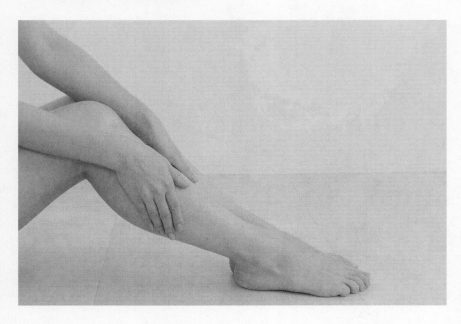

条口穴的临床应用

漏肩风

主穴：肩前穴、肩髃穴、肩贞穴、阿是穴、条口穴。

配穴：手阳明经证者，配合谷穴；手太阳经证者，配后溪穴；手少阳经证者，配外关穴；外邪内侵者，配合谷穴、风池穴；气滞血瘀者，配内关穴、膈俞穴；气血虚弱者，配足三里穴、气海穴。

方义：肩髃穴、肩贞穴、肩髎穴是手三阳经穴，加阿是穴和奇穴肩前，均为局部选穴，取"在筋选筋"之意，可疏通肩部经络气血，通经止痛；条口穴是治疗漏肩风的经验效穴。

膝骨关节炎的预防

① **注意保暖**：受凉受寒是膝骨关节炎的发病诱因，应注意保暖，在夏天要防止空调、电风扇直接对着膝关节吹。

② **注意营养**：长期腹泻、消化吸收不良，造成营养不良，影响骨代谢，膝关节软骨退变提前，这部分人患膝骨关节炎比正常人年龄小、病情重。因此，有胃病、胆道疾病等消化系统疾病者要及时治疗。

③ **防治贫血**：贫血或长时间月经过多或痔疮出血者，应及时治疗。中医认为"血不养筋"会导致全身关节痛，"膝为筋之会"，膝关节的酸痛常常最先发生。

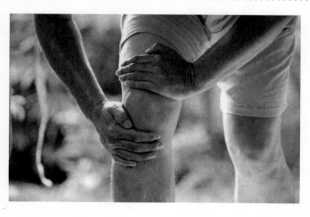

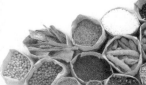

上巨虚穴

上巨虚穴，中医针灸穴位之一，足阳明胃经的第37个穴位。主要治疗肠中切痛、痢疾、肠鸣、腹胀、泄泻、便秘、肠痛、半身不遂、下肢痿痹、脚气。

上巨虚穴名称释义

上，上部也；巨，范围巨大也；虚，虚少也。上巨虚穴名意指本穴的气血物质处于较低的天部层次，较高的天部层次气血物质虚少。本穴物质为足三里穴传来的气化之气，因其水湿较多而滞重，至本穴后所处为较低的天部层次，天之上部的气血相对处于空虚之状，故名。

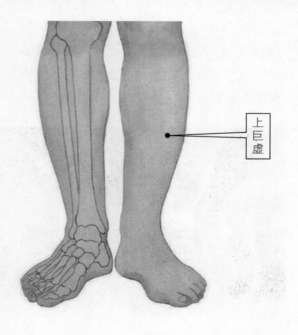

上巨虚

上巨虚穴的取穴方法

正坐屈膝位，在犊鼻穴下6寸，足三里穴与下巨虚穴连线的中点处取穴。

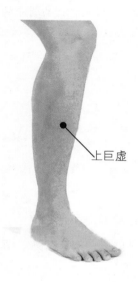

上巨虚

按摩上巨虚穴的功效

调和胃肠、通经活络。

针刺上巨虚穴的方法

直刺1～1.5寸，局部酸胀。

艾灸上巨虚穴的方法

艾炷灸3～7壮，艾条灸5～15分钟。

上巨虚穴穴位配伍

❶ 配阳陵泉穴、足三里穴辅助治疗膝痛。

❷ 配天枢穴辅助治疗痢疾。

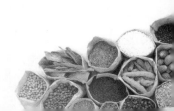

穴下为皮肤、皮下组织、胫骨前肌和后肌、小腿骨间膜。浅层有腓肠外侧皮神经分布。针由皮肤、皮下组织到达胫骨前肌及其深面的长伸肌。两肌之间有胫前动、静脉及伴行的腓深神经经过。

上巨虚穴的临床应用

痢疾

主穴：合谷穴、天枢穴、上巨虚穴、三阴交穴。

配穴：湿热痢者，配曲池穴、内庭穴；寒湿痢者，配中脘穴、气海穴；疫毒痢者，配大椎穴、十宣穴放血；噤口痢者，配内关穴、中脘穴；休息痢者，配脾俞穴、神阙穴、足三里穴；纳呆者，配中脘穴；呕恶重者，配内关穴；久痢脱肛者，配气海穴、百会穴。

方义：病位在大肠腑，故取大肠经原穴合谷、大肠募穴天枢、大肠下合穴上巨虚，三穴同用，能通调大肠腑气，调理肠络气血，气调则湿化滞行，后重自除血调则脓血自愈，三阴交理脾、助运、除湿。

便秘

主穴：大肠俞穴、天枢穴、上巨虚穴、支沟穴。

配穴：热秘者，配合谷穴、曲池穴；气秘者，配中脘穴、太冲穴；气虚者，配脾俞穴、气海穴；冷秘者，配神阙穴、关元穴。

方义：天枢穴为大肠募穴，与大肠俞穴同用属俞募配穴，加用大肠下合穴上巨虚，三穴同用，能疏泄阳明腑气，腑气通则大肠传导功能复常；支沟穴宣通三焦气机，三焦之气通畅则腑气通调，是治疗便秘的经验要穴。

下巨虚穴

下巨虚穴，中医针灸穴位之一，足阳明胃经的第39个穴位。按摩下巨虚穴具有辅助治疗少腹痛、泄泻、痢疾、乳痈、下肢痿痹等作用。

下巨虚穴名称释义

下，下部也；巨，范围巨大也；虚，虚少。下巨虚穴名意指本穴的气血物质处于较高的天部层次，较低的天部层次气血物质虚少。本穴物质为胃经上部足三里穴及下部胃经诸穴会聚而成，为天之上部的水湿云气。由于气血物质位于天之上部，天之下部的气血物质相对虚少，故名。下廉、巨虚下廉名意与下巨虚同，廉为廉洁，指气血虚少。

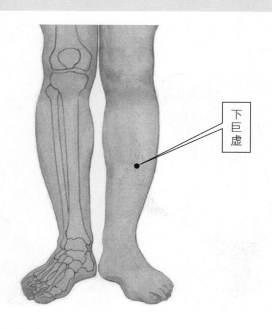

下巨虚

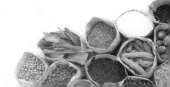

下巨虚穴的取穴方法

下巨虚穴位于人体的小腿前外侧，犊鼻穴下9寸，犊鼻穴与解溪穴连线上。

按摩下巨虚穴的功效

为胃经提供阳热之气。

针刺下巨虚穴的方法

直刺1~1.5寸。

艾灸下巨虚穴的方法

艾炷灸或湿针灸5~9次，艾条灸10~20分钟。

下巨虚穴穴位配伍

配天枢穴、气海穴辅助治疗腹痛。

穴位解剖

在胫骨前肌与趾长伸肌之间，深层为胫长伸肌；有胫前动、静脉；布有腓浅神经分支，深层为腓深神经。

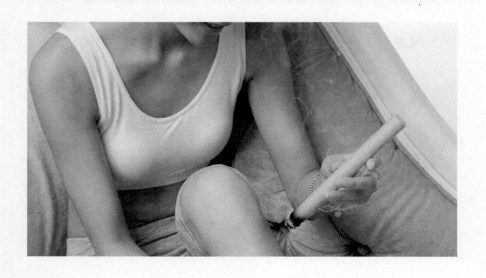

曲泉穴

曲泉穴，中医针灸穴位之一，足厥阴肝经的第8个穴位。主要治疗月经不调、痛经、赤白带下、阴挺、阴痒、产后腹痛、遗精、阳痿、疝气、少腹痛、前阴痛、小便不利、下肢痿痹、惊狂、膝膑肿痛。

曲泉穴名称释义

曲，隐秘也；泉，泉水也。曲泉穴名意指肝经的水湿云气在此聚集。本穴物质为膝关穴传来的水湿之气，至本穴后为聚集之状，大量的水湿如隐藏于天部之中，故名。

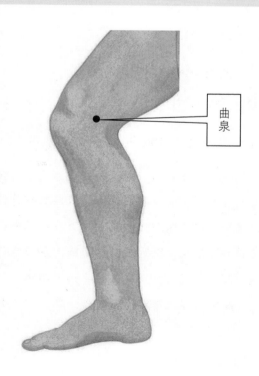

曲泉

曲泉穴的取穴方法

屈膝正坐或卧位，于膝部腘横纹内侧端半腱肌肌腱内缘凹陷处取穴。

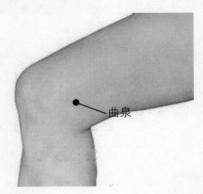

曲泉

按摩曲泉穴的手法

按摩曲泉穴时，以拇指垂直按压同侧曲泉穴，两手同时进行，每次5~8分钟，每日早晚各1次。按摩期间注意不要进食油腻、辛辣食物，并注意避免着凉。

针刺曲泉穴的方法

直刺1~1.5寸，局部酸胀，可向周围放散。

艾灸曲泉穴的方法

艾炷灸3~5壮，艾条灸10~20分钟。

穴位解剖

穴下为皮肤、皮下组织、股内侧肌。浅层有隐神经、大隐静脉分布。皮下组织疏松，内含脂肪组织较多。大隐静脉由小腿内侧上升，经股骨内侧髁的后方，至大腿内侧，在大腿阔筋膜隐静脉裂孔汇入股静脉。深筋膜的深面有发自腘动脉的膝上内侧动脉，参与膝关节网。针由皮肤、浅筋膜穿大腿深筋膜，入股内侧肌，该肌由股神经支配。

委中穴

委中穴是人体穴位之一，位于腘横纹中点；在腘窝正中，有腘筋膜；布有腘动、静脉；有股后皮神经，正当胫神经处。

委中穴名称释义

委，堆积也；中，指穴内气血所在，为天、人、地三部的中部也。委中穴名意指膀胱经的湿热水汽在此聚集。本穴物质为膀胱经膝下部各穴上行的水湿之气，为吸热后的上行之气，在本穴为聚集之状，故名。

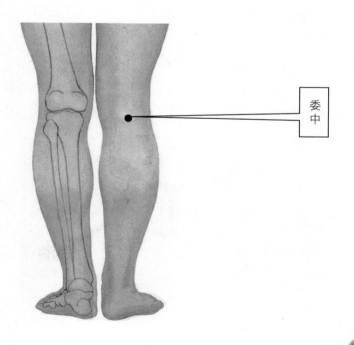

委中

按摩委中穴的作用

① 消化系统疾病：辅助治疗腹痛、急性吐泻、急性胃炎、肠炎、腹痛等。

② 泌尿生殖系统疾病：辅助治疗小便不利、遗尿、尿潴留等。

③ 精神神经系统疾病：辅助治疗坐骨神经痛、脑血管病后遗症、癫痫等。

④ 皮肤科疾病：辅助治疗丹毒、湿疹、风疹、荨麻疹、牛皮癣、疖疮等。

⑤ 运动系统疾病：辅助治疗下肢痿痹、腰背痛、风湿性膝骨关节炎、小腿抽筋、脖子酸痛、臀部疼痛、膝盖疼痛等。

按摩委中穴的功效

舒筋通络、散瘀活血、清热解毒。

按摩委中穴的手法

① 用两手拇指端按压两侧委中穴，力度以稍感酸痛为宜，一压一松为1次，连做10~20次。

② 两手握空拳，用拳背有节奏地叩击本穴，连做20~40次。

③ 用两手拇指端置于两侧委中穴处，沿顺、逆时针方向各揉10次。

④ 摩擦手掌至热，用两手掌面上下来回摩擦本穴，连做30次。

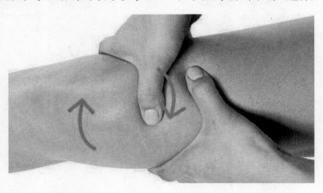

此外，膀胱经最活跃的时候为下午3～5点，在这段时间刺激委中穴效果更好。除委中穴外，承山穴和昆仑穴也是治疗腰背痛的常用穴位，进行正确的按摩，也能很好地缓解腰背的酸痛。

针刺委中穴的方法

直刺1～1.5寸，局部酸麻胀重，有麻电感向足部放散。

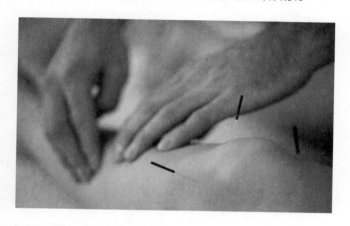

艾灸委中穴的方法

艾条温和灸5～20分钟。

委中穴穴位配伍

❶ 配肾俞穴、阳陵泉穴、腰阳关穴、志室穴、太溪穴治腰痛。

❷ 配长强穴、次髎穴、上巨虚穴、承山穴治便血。

腰背痛

腰背痛作为一种常见的症状，严重影响着人们的生活质量，尤其是老年人患腰背痛，更是痛苦难堪。发作时按摩一下委中穴，腰背痛的症状就会缓解。

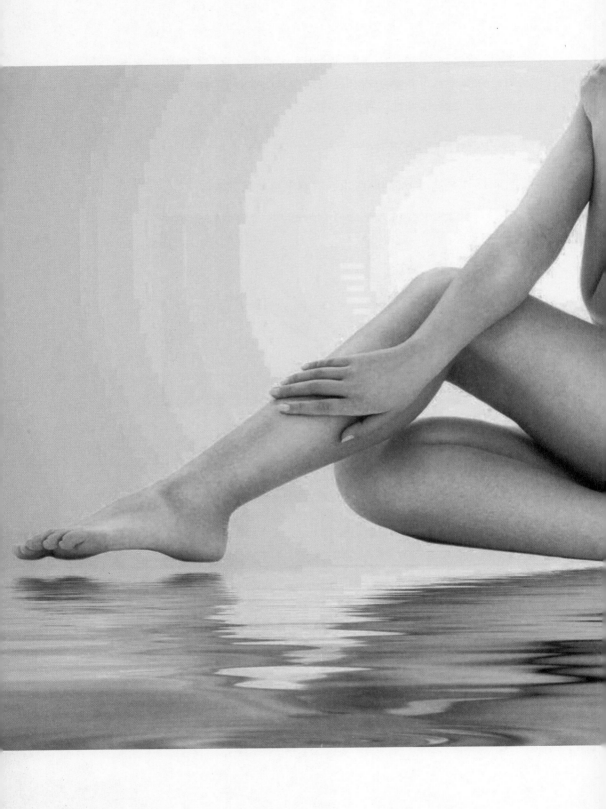

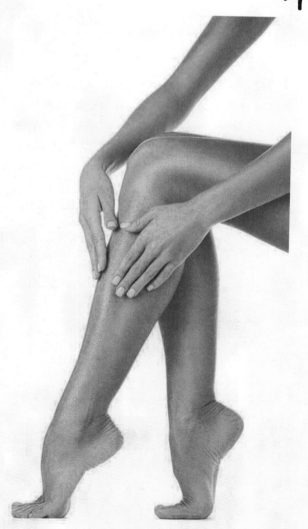

第三章

百病从腿养

腿疗治便秘

引起便秘的原因各不相同，可以根据便秘的不同原因来采取有效的腿疗措施。

1.清热润肠、泻火通便法

适应证

患者出现大便干结、腹胀腹痛、面红心烦，或有身热、小便短赤、舌红、苔黄燥，此为中医所说的实证热秘，是由于燥热内结、热灼伤阴、津液大伤、肠道燥热伤津而便秘，这种便秘多见于青壮年。

腿浴药物

大黄、芦荟、番泻叶、麻子仁、郁李仁各适量。

腿疗穴位

足三里穴、上巨虚穴、下巨虚穴、承山穴。每穴按摩2～3分钟，每天1～2次。

对于热秘的治疗，首先要攻击热邪，泻火而通便，通便同时要注意滋阴润肠，攻补兼施。

腿浴药物图示

　　选用大黄、芦荟、番泻叶泻火通便，用麻子仁、郁李仁等药物润肠通便。

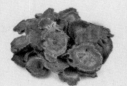
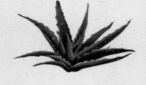
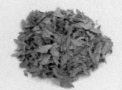

| 大黄 | 芦荟 | 番泻叶 |

2.补气养血行滞法

适应证	虽有便意，但排便困难，用力排便则汗出气短，便后乏力，肢倦懒言，舌淡，苔白，脉弱。此为中医所说的虚证便秘，是由于身体功能下降，脾肾阳虚，加上气血亏虚，大肠传动无力，糟粕停留而致。多见于中老年人。
腿浴药物	生黄芪、肉苁蓉、巴戟天、淫羊藿、当归、枳实、砂仁各适量。
腿疗穴位	照海穴、曲泉穴、行间穴、三阴交穴。每穴按摩2～3分钟，每天1～2次。

　　行间穴在第一趾、第二趾之间，意思是气行于两趾之间，气得行而通，滞得行而解。按摩行间穴可以达到理气通滞的作用，气推动大肠传动，缓解便秘。

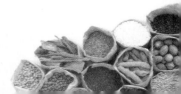

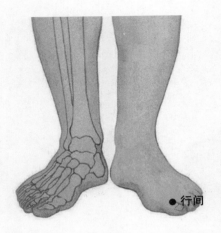

●行间

●温馨提示

① 泡腿时间不宜太长，一般为半个小时。

② 最好用有一定高度的平底木桶，使水深浸没至小腿。

③ 注意平时要养成良好的定时排便规律。

● 家用小妙招

　　给大家介绍一个在家就可以操作的简单方法，用于各种习惯性便秘的防治。取香蕉皮200克、桃仁或杏仁或麻子仁30克。将以上药物放入锅中，加清水适量，煎煮30分钟，去渣取汁，与开水同入泡足桶中，先熏蒸后泡足。熏蒸水的温度应在90℃左右，但要防止烫伤，待水温下降至40℃左右时，再将双腿浸泡水中，同时配合按摩揉搓足心。每天1次，每次30分钟左右。

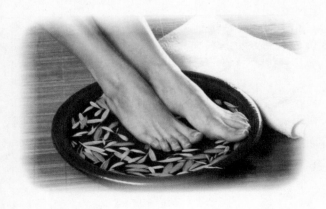

腿疗治高血压

虽然中医学没有直接叙述高血压病，但对于其发病和治疗是有很多论述的，也积累了很多的经验。经现代研究，近年来提出了不少"降压中药"和"降压穴"。针对造成高血压的痰、火、虚、瘀等发病因素，腿疗即是通过药物外用和穴位刺激，达到泻火祛痰、补虚和络的目的，轻松降血压。腿疗对防治高血压的作用有两点是非常重要的：第一，控制临界高血压；第二，可减少高血压患者的服药量。

1. 平肝泻火降压法

中医认为，造成高血压的原因很大程度上是肝火欠盛，所以中老年人、经常喝酒的人，以及平时脾气不好的人往往为高血压病的高发人群。

适应证	患者出现眩晕、耳鸣、头目胀痛、面红目赤、急躁易怒、腰膝酸软、头重脚轻的症状，此型属于肝火欠盛。
腿浴药物	钩藤30克，蒺藜50克，夏枯草40克，络石藤40克，地骨皮30克。
腿疗穴位	太冲穴、太溪穴、水泉穴。每穴按摩2～3分钟，每天1～2次。

对于这类高血压患者，治疗应平肝潜阳，在腿浴中可选取钩藤、蒺藜、夏枯草、络石藤、地骨皮5种药物，穴位上主要选取足少阴肾经和足厥阴肝经的腧穴，太冲为平肝潜阳要穴，肾为先天之本，肾主水，通过刺激太冲、太溪、水泉等水穴，有水滋养，火自灭，血压也会降下来。

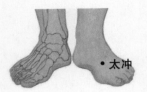

• 太冲

2. 滋阴通络降压法

造成高血压发病的原因有多种，可因虚致病，或痰湿夹热、走串经络、上扰清窍出现高血压的症状。

| 适应证 | 患者出现头晕耳鸣、面目浮肿、腰膝酸软、夜尿多、舌质嫩、脉沉细或弦细的症状，此型属于阴阳两虚型高血压。或头痛头重、眩晕昏蒙、呕恶少食、时唾痰涎、舌苔白腻、脉弦滑，此型属于痰湿壅盛型高血压。 |

| 腿浴药物 | 枸杞50克，女贞子50克，沙参60克，陈皮50克，胆南星50克，茯苓30克。 |

| 腿疗穴位 | 内庭穴、三阴交穴、地机穴、太溪穴、水泉穴、照海穴。每穴按摩2~3分钟，每天1~2次。 |

对于上述2型的高血压，腿浴中选取了枸杞、女贞子、沙参、陈皮、胆南星、茯苓等药物。枸杞在降压中有着重要作用，取内庭、三阴交、地机等穴，有滋阴之意。

腿浴方法

　　上述药物水煎去渣取液2 500毫升左右，分为5份，每份再加清水3 000毫升左右，倒入药浴桶内，浸泡双下肢，每次30分钟左右，每天1~2次，每次间隔3~7小时，一份药液可用3天，15天为1疗程。注意每次药浴宜加入少量白酒（10毫升左右）。

药浴预期疗效

　　每次药浴对正常血压基本无影响，能使高血压患者收缩压下降5~15毫米汞柱*，维持3~24小时不等。在血压正常后，药浴治疗仍宜维持，一般每天1次，最少1周1次。

● 温馨提示

　　❶ Ⅰ期高血压可行单纯腿浴，每日早晚各1次，每次30分钟，温度40℃左右，对于未服用过降压药患者尤宜。

　　❷ 继发性高血压腿浴亦可降压，但血压下降后维持时效较短，仅2~3小时。

　　❸ 药浴温度要适度，如温度过高，血压有可能更高。

　　❹ Ⅲ期高血压合并心力衰竭或肾衰竭或偏瘫等病，以治疗并发症为主，降压为辅，本方宜调整。

家用小妙招

　　按摩涌泉穴、足三里穴。晚上睡前，端坐，用两手拇指分别按摩两脚底中心的涌泉穴，或者用左脚跟搓右脚的涌泉穴，用右脚跟搓左脚的涌泉穴，各按摩100次，按摩时只能搓向脚趾方向，不可回搓。用两手分别揉按双侧的足三里穴，各100次，方向为顺时针方向。

---

*1毫米汞柱≈0.133千帕。

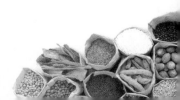

腿疗治感冒

> 通过腿部皮肤对药物的吸收再加上对穴位经络的疏通，对感冒有辅助治疗作用，它的治疗原理如下：

1.辛温解表法

采用辛温解表的方法来发散风寒，就是要寒则热之，用火的温暖祛除寒冷。

适应证	畏寒、低热、无汗、头痛、身痛、流清涕、吐稀薄白色痰、苔薄白。
腿浴药物	麻黄50克，桂枝50克，防风40克，荆芥40克。
腿疗穴位	申脉穴。每次按摩2～3分钟，每天1～2次。

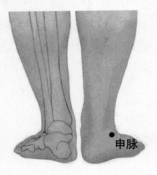

申脉

2.辛凉解表法

遵循热则寒之的原则，以水扑火，用辛凉解表的方法祛除风热之邪，邪去则病自愈。

适应证	不畏寒、发热重、痰液黏稠呈黄色、喉咙痛、便秘。
腿浴药物	金银花60克，连翘60克，大青叶50克。
腿疗穴位	内庭穴。每次按摩2～3分钟，每天1～2次。

内庭穴位于足背第二、三趾间缝纹端，属足阳明胃经荥穴，《难经》说"荥主身热"，故内庭穴是泻热的要穴，常用于治疗风热感冒的咽痛、发热、扁桃体红肿等。

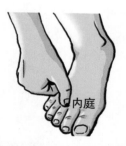

内庭

3.清暑驱邪法

对于暑湿之邪，要祛暑化湿，运用清热化湿之药。

适应证	除出现畏寒、发热外，还有食欲减退、头滞重、腹泻。

<table>
<tr><td>腿浴药物</td><td>"六一散"（滑石120克，甘草20克）。</td></tr>
</table>

"六一散"为"金元四大家"之一的刘完素（别号刘河间）所创。成分为"滑石六两，甘草一两"，"滑石能解肌清热，滑窍行水而利湿，统治表里上下三焦。加入甘草泻火和中，便能清暑利湿"。一般每次服9克（三钱），以凉开水调服效果较好。决定使用"六一散"的关键，应为小便赤黄短涩之症，如若小便清而长（无色而量多易排出）则不宜用。"六一散"被誉为"凡人之仙药"，可见其功效。

<table>
<tr><td>腿疗穴位</td><td>金门穴。每次按摩2~3分钟，每天1~2次。</td></tr>
</table>

腿浴方法

上述药物水煎去渣取液2 500毫升左右，分为5份，每份再加清水3 000毫升左右，倒入药浴桶内，浸泡双下肢，每次30分钟左右，每天1~3次，每次间隔3~7小时，一份药液可用3天，15天为1疗程。注意每次药浴宜加入少量白酒（10毫升左右）。

● 家用小妙招

我们知道发汗以后往往感冒会好转，发汗以排邪，所以下面就教大家一个用腿浴达到发汗目的的方法。准备一盆热水，水温40~43℃（以人能忍受的温度为宜），可以在里面加一些姜丝或姜片，泡双脚和小腿，水稍凉马上续热水以保持温度。半小时到1小时后就浑身出汗，头冒热气，鼻塞自通，这时可擦脚上床睡觉。若感冒不好，第二天在睡前再泡一次。另外，如果感冒初期刚有不适感的时候，可以每晚睡觉前搓脚心来预防感冒。

腿疗治失眠

造成失眠的原因主要是痰、火、血虚等，腿疗主要是通过药物腿浴和穴位按摩的方式达到化痰、泻火、补血的目的，从而改善睡眠。

1.泻火安神法

不论是痰、火，还是血虚阴虚，最后都导致心火过旺或偏旺，热扰心神而失眠。对于这种失眠，治疗的首要目的就是要泻火安神，从而改善睡眠，效果是非常明显的。

适应证	常感心慌、胸闷、睡眠不佳、小便色黄、大便干结、舌尖红等，是心火旺的症状。
腿浴药物	栀子30克，黄芩30克，酸枣仁30克，远志30克，砂仁30克，合欢皮40克。
腿疗穴位	申脉穴、照海穴。每穴按摩2~3分钟，每天1~2次。

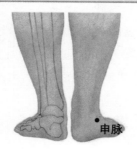

申脉

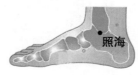

照海

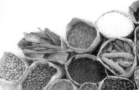

对于这类失眠的治疗，我们强调申脉穴和照海穴这对穴，一个在外踝下凹陷，一个在内踝下凹陷。两个穴都是八脉交会穴，一个通阳跷，一个通阴跷，中医认为跷脉的运行与睡眠有密切关系，所以按揉申脉、照海两穴可以交通阴阳，改善睡眠。

2. 清热化痰法

引起失眠的原因是由于阴阳失调、阳盛阴衰、虚火扰动心神，或者是有痰。

适应证	胸膈满闷，咳黄稠痰或痰中带血，胸胁作痛，舌红，苔黄腻，脉滑数等，此因痰热引起。
腿浴药物	沙参60克，麦冬40克，栀子40克，半夏40克。
腿疗穴位	太溪穴、水泉穴、三阴交穴、内庭穴、丰隆穴。每穴按摩2～3分钟，每天1～2次。

这里着重说说三阴交穴。"三阴交"又称"承命""太阴"。三阴交穴位于小腿前内侧面的下部，内踝上缘上3寸，胫骨内侧后方之凹陷中。三阴，足三阴经也；交，交会也。本穴名意指足部的三条阴经中气血物质在本穴交会，三条阴经气血也交会于此。本穴物质有脾经提供的脾土之气，肝经提供的肝风之气，肾经提供的肾水之气，故本穴的主治证与肝、脾、肾三脏和任脉的功能失调关系密切。所以按摩三阴交穴可以滋阴潜阳，阴阳恢复平衡，自然失眠就改善了。

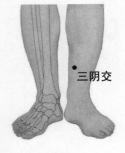

·三阴交

3.调补气血法

由于气血虚，心神失养，就有了虚烦不眠，通过调补气血，心神得到滋养，自然神安则寐。

适应证	面色萎黄，神疲气短，头晕眼花，四肢乏力，饮食减少，舌淡苔白，脉虚弱，中医称为气血两虚。

腿浴药物	党参40克，白术40克，山药30克，丹参50克，当归30克。

"丹参"，始载于《神农本草经》。中医认为，丹参有活血通经、清心除烦、凉血等作用，可治各种血证，该药又被制成注射剂、滴丸等，用于心脑血管疾病的治疗，均有较好疗效。

腿疗穴位	血海穴、阴陵泉穴、足三里穴。每穴按摩2～3分钟，每天1～2次。

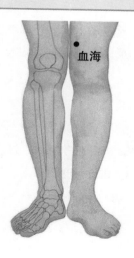

血海

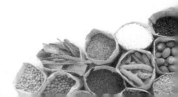

103

腿浴方法

上述药物水煎去渣取液2 500毫升左右，分为5份，每份再加清水3 000毫升左右，倒入药浴桶内，浸泡双下肢，每次30分钟左右，每天1~2次，每次间隔3~7小时，一份药液可用3天，15天为1疗程。注意每次药浴宜加入少量白酒（10毫升左右）。

● 温馨提示

① 提供适宜的睡眠条件与环境。

② 关于继发性失眠。许多疾病可以伴有失眠症状，如神经症、高血压、肿瘤、脑血管疾病、冠心病、肝病、甲状腺功能亢进等。这些疾病的某个阶段可以出现失眠症状，或疾病加重而影响睡眠，但在疾病好转后，失眠症状可以减轻或消失。

③ 药浴疗法最佳时间为睡前1小时。

④ 常用安眠药物者宜逐渐减量直至完全停服。

⑤ 停用安眠药物后睡眠正常，药浴疗法仍应巩固治疗1周。

● 温馨提示

① 水温不宜过高，一般以40℃左右为宜。

② 泡腿时间不宜太长，最多半个小时，老年人更是如此。

③ 最好用有一定高度的平底木桶，使水深浸没至小腿。

④ 可在泡腿的同时按摩涌泉穴，也可以在泡后单独按摩。

◦ 家用小妙招 ——

剩茶泡腿法，既简单，又经济。通常都说茶有清热解毒、生津除烦、清心提神的作用，又怎么能防治失眠呢？茶叶，性苦、甘、凉，入心、肺、胃经。经几次浸泡后提神作用大减，清热除烦之功仍存。每次喝完茶后，将剩茶积攒在一起，晾干备用。用时抓一把开水一冲，凉后泡腿。

腿疗养胃

　　不论是治疗还是预防，都要注意健脾和胃、疏肝理气，使脾气得升、胃气得降、肝气得舒，病才能治得好。

1. 健脾理气法

　　功能性消化不良，脾虚是其根本，食少纳呆、便溏腹胀是脾虚气滞辨证的关键。在治疗上宜健脾益气、理气降逆。

适应证	腹胀纳少，食后胀甚，大便溏薄，少气懒言，舌淡苔白，脉缓弱，中医称之为脾气虚证。
腿浴药物	黄精50克，党参50克，茯苓50克，陈皮50克。
腿疗穴位	太白穴、足三里穴。每穴按摩2~3分钟，每天1~2次。

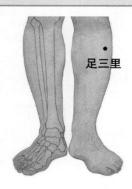

足三里

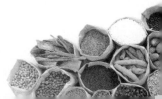

2. 疏肝健脾和胃法

　　功能性消化不良，肝郁是发病的中间环节，健脾和胃必先制肝，疏肝即以健脾安胃。肝性喜条达，恶抑郁，为藏血之脏，体阴而用阳。若情志不畅，肝木不能条达，则肝体失于柔和，以致肝郁血虚。因肝属木，脾属土，肝木为病易于传脾，脾胃虚弱故神疲食少。

适应证	胸胁胀满串痛，情怀抑郁，或急躁易怒，纳呆腹胀，舌苔白，脉弦。
腿浴药物	柴胡60克，当归60克，香附60克。
腿疗穴位	行间穴、太冲穴。每穴按摩2～3分钟，每天1～2次。

　　腿浴应用柴胡、当归、香附等药物疏肝和胃止痛，配合行间穴、太冲穴等穴位，达到疏肝健脾和胃的目的。其中当归可以养血柔肝，条达肝郁从而健脾。

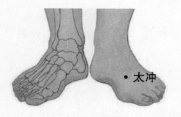

• 太冲

3. 消食导滞、和胃降逆法

　　胃的生理特点集中在一个"降"字，胃的病理集中在一个"滞"字，胃的治疗集中在一个"通"字。暴饮暴食，嗜食肥甘厚腻，损伤脾胃，中焦气机阻塞，健运失司，腐熟无权，故功能性消化不良，气机不调是共同的，不论虚实，和胃降逆都是不可缺少的手段。

适应证	胃脘隐痛，食欲减退，食难消化，嗳气或呕恶。

腿浴药物	焦三仙40克，炒莱菔子30克，枳实30克。

腿疗穴位	足三里穴、太白穴、太溪穴、冲阳穴。每穴按摩2~3分钟，每天1~2次。

腿浴方法

上述药物水煎去渣取液2 500毫升左右，分为5份，每份再加清水3 000毫升左右，倒入药浴桶内，浸泡双下肢，每次30分钟左右，每天1~2次，每次间隔3~7小时，一份药液可用3天，15天为1疗程。注意每次药浴宜加入少量白酒（10毫升左右）。

● 温馨提示

① 避免食物和药物刺激，戒饮浓茶和浓咖啡，戒烟酒。

② 适当配合内服药等治疗以提高疗效。

③ 多食蔬菜瓜果。

④ 要发挥镇静安神作用，注意药浴温度不宜过高。

⑤ 水温不宜过高，一般以40℃左右为宜。

⑥ 泡腿时间不宜太长，最多半个小时，老年人更是如此。

⑦ 最好用有一定高度的平底木桶，使水深浸没至小腿。

⑧ 可在泡腿的同时按摩太白穴，也可以在泡后单独按摩。

◇ **家用小妙招**

这里教你在家里如何简单做腿浴，杜绝胃病发作的小妙招。

在家里做腿浴，应用如下处方：生黄芪30克，当归30克，白术30克，白芍20克，甘草20克。再配合点揉足三里穴、太白穴等穴位。

早晚养胃粥

材料：粳米50克，红枣10个，莲子20克。

做法：①莲子用温水泡软去芯，粳米淘洗干净，红枣洗净；②三者同入锅内，加清水适量，旺火煮开后，文火熬煮成粥；③根据个人口味调味后早晚食用。

功效：养胃健脾，还可防治缺铁性贫血。

清晨养胃汤

材料：红枣50克，带蚕蛹的蚕茧20个，适量白糖。

做法：①将洗净的红枣和带蚕蛹的蚕茧一起入锅，加800克清水；②煮沸后改用小火慢煮15分钟；③滤汁入大碗，加入白糖调味即成。

功效：养胃健脾、润肺生津。

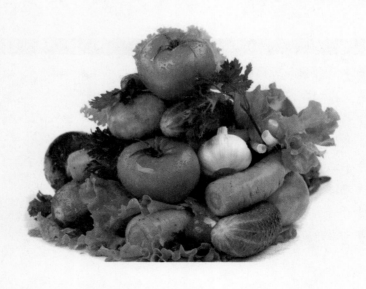

腿疗治肥胖

肥胖要标本兼治，从补气开始。如果仅是一味地祛湿化痰而忽略补气，就相当于眼下不少减肥的人只注意减体重而忽略了造成肥胖的根本原因，虽然体重减下来了，不久还会长上去。

1.补气法

益气化痰，祛脂减肥。其中党参作为补气的要药，在减肥中广泛使用。

适应证	面色萎黄，少气懒言，神疲肢怠，舌淡，脉虚弱，此型属于脾胃虚弱。
腿浴药物	党参50克，白术40克，陈皮40克，苍术40克。

党参，味甘，性微温，入脾、肺两经，可健脾补肺，益气养血，生津止渴。现代医学研究发现，它有促红细胞及血红蛋白增加的作用，还有降血脂、降血糖、降压的作用。用它来治疗脾肾虚弱、食欲减退、四肢乏力疗效较好。某患者，术后因损伤过重，出现了气虚表现：精神倦怠，浑身没劲，胃口也不好，影响其康复速度。吃补药出现了腹胀、上火的表现。让他用党参、黄芪煎煮后泡腿，5天后，体力慢慢恢复了。党参等药煮后进行腿浴，药物通过腿部皮肤吸收入里，起到补气的作用，可消除引起肥胖的根本原因——气虚。

足三里穴、三阴交穴。每穴按摩2～3分钟，每天1～2次。

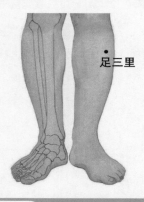

·足三里

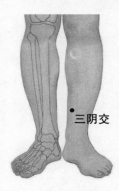

·三阴交

2. 祛湿化痰法

减肥先减痰，赶走痰湿。

胸脘痞闷，恶心纳呆，头晕目眩，舌苔腻，脉滑，此型属于痰湿瘀阻。

生半夏30克，陈皮40克，白术60克，苍术40克。

丰隆穴。每次按摩2～3分钟，每天1～2次。

丰隆是足阳明胃经的穴位，位于小腿前外侧，外踝尖上8寸，条口外侧一横指处，距胫骨前肌外缘。丰，丰满的意思；隆，指隆起，它正好在两条肌肉之间丰满而隆起，故名丰隆。丰隆又是雷神的名字，丰隆是"轰隆"之假借词。《淮南子》称："季春三月，丰隆乃出。"所以，称其为丰隆，是因其在人体下肢，犹雷起地下之意。从上面条口穴、上巨虚穴、下巨虚穴传来的水湿之汽，在此化雨而降，布散全身，所以它有散湿气、除痰浊的作用，不论是有形之痰，还是无形之痰均能化解。因这个穴位很好找，用起来也方便，并且对下肢疼痛也有一定的治疗作用，所以到了夏天教那些穿短裙爱美的女士常揉捻此处，既可预防肥胖，又能保养腿部，使其免受空调凉气侵袭而致关节炎。

腿浴方法

上述药物水煎去渣取液3 000毫升左右，分为6份，每份再加清水3 000毫升左右，倒入药浴桶内，浸泡双下肢，每次45分钟左右，每天1次，一份药液可用3天，18天为1疗程。注意每次药浴宜加入少量白酒（10毫升左右）。

● 温馨提示

① 减肥应综合治疗，包括饮食、运动、按摩、针灸等。

② 配合饮食减肥效果较好，应注意：①不要一下子改变饮食习惯，减食量由小到大，并保持最低需要水平；②主副食调配合理，一般不需要补充维生素。营养不平衡则需要补充维生素；③限制饮食，并没有要求过分限制盐类，水肿是否限盐应根据病情决定；④不吃膏粱厚味，并不等于一点儿不吃油及肉；⑤节食和半饥饿疗法不适用于轻、中度肥胖；⑥减少主食不等于增加零食。

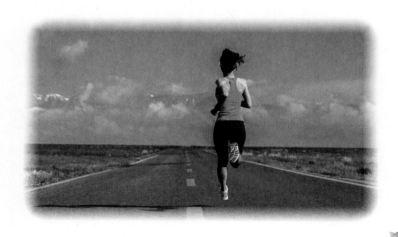

图解百病从腿养 □

肥胖者的调理

① 多饮水。血液浓缩、血液黏度增高，流速减慢，促使血小板在局部沉积，易形成血栓。多饮水有利于冲淡血液，缓解血液黏稠的程度，保持体内血液循环顺畅。

② 多吃新鲜蔬菜与水果。蔬菜与水果除含有大量水分外，还含有丰富的维生素 C 及膳食纤维。维生素 C 具有降血脂的作用，膳食纤维在肠道可以阻止胆固醇的吸收，有利于降低血液黏稠度。山楂、苹果、梨、猕猴桃、柑橘等均有一定的降脂作用。

③ 多吃大豆食品。大豆含有丰富的卵磷脂，有利于脂类透过血管壁为组织所利用，可使血液中的胆固醇下降，改善血液的黏稠度，避免胆固醇在血管内沉着，有利于防治高脂血症。

④ 多吃清淡的食物，以素食为主，粗细粮搭配，少吃动物内脏、动物脂肪及甜食，还应合理调剂饮食，如晚餐不宜多食荤腥味厚的食物；少吃甜食，以免血液中的甘油三酯升高、血液黏稠度增加。

⑤ 坚持锻炼身体。如进行散步、慢跑、打太极拳、打羽毛球、爬山、游泳等，以促进血液循环，有利于体内脂类的代谢。

⑥ 勿吸烟，应戒酒。

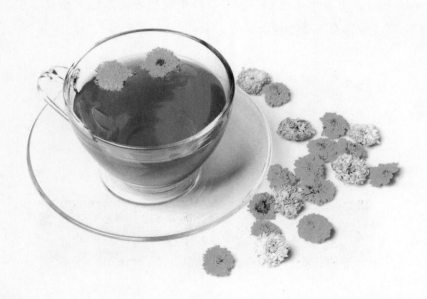

腿疗治亚健康

亚健康是指人体处于健康与疾病之间的一种状态。譬如说，某患者，头昏脑涨、耳鸣眼花，他的家族有高血压病史，他也可能得高血压病，但目前还未达到诊断标准，想先吃点儿降压药预防吧，这又是不可行的，那怎么办呢？中医就有办法，尤其是中医的外治法在调理亚健康的队伍中属于主力军。亚健康被中医认为是气郁与脾胃亏虚。腿疗以其简单、方便、有效、舒适被誉为"阻遏亚健康的急先锋"。

1. 调气法

通过调气来疏通气郁。

适应证	平素喜忧郁，神情多烦闷不乐，多伴善太息，或嗳气呃逆，或咽间有异物感，睡眠较差，食欲减退，大便多干，小便正常，舌淡红，苔薄白，脉弦细。
腿浴药物	柴胡50克，刺五加50克，夜交藤50克。
腿疗穴位	阳陵泉穴、太冲穴。每穴按摩2～3分钟，每天1～2次。

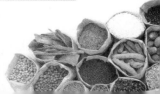

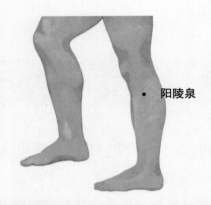

· 阳陵泉

2. 补脾虚法

脾胃为后天之本，主要的作用是把消化吸收的水谷精微物质输送到全身。如果其功能减弱，则机体消化吸收功能就差，就会出现亚健康表现。我们可以通过补脾来调理，使人回归健康状态。

适应证	患者出现腹胀、便溏、食欲减退、倦怠乏力、精神不振的症状。
腿浴药物	黄芪60克，白术60克，党参60克。
腿疗穴位	公孙穴、照海穴。每穴按摩2～3分钟，每天1～2次。

公孙穴是治脾胃病的要穴，有健脾化湿、调理胃肠、消积除痞之功，凡遇脾胃之病，皆可用之。现代医学研究发现，刺激公孙穴可使消化道平滑肌电位的波幅、频率升高或降低，说明其对胃肠功能有双向良性调节作用。即功能强时可使其减弱，功能弱时可使其增强。

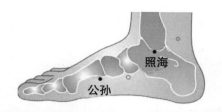

照海
公孙

3.补肾虚法

肾阴是一身阴液的本源,对机体各脏腑组织器官起着滋润、濡养作用。肾阳是一身阳气的根本,它对机体各脏腑组织器官起着温煦和推动作用。肾之阴阳是人体各脏腑阴阳的根本。由于阴阳同居肾中,故肾又被称为"水火之宅"。

适应证	精力不足,腰膝酸软,容易感冒、遗精、滑精、小便清长等。

腿浴药物	淫羊藿60克,南五加皮40克,生首乌40克,鬼箭羽40克。

现代医学证明,淫羊藿具有雄性激素的作用,其效力比海马和蛤蚧的作用都强,是补肾壮阳、强身壮体的良药。

腿疗穴位	太溪穴、复溜穴、阳陵泉穴。每穴按摩2~3分钟,每天1~2次。

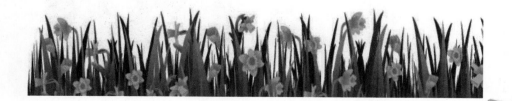

腿浴方法

上述药物水煎去渣取液2 500毫升左右，分为5份，每份再加清水3 000毫升左右，倒入药浴桶内，浸泡双下肢，每次40分钟左右，每天1~2次，每次间隔3~7小时，一份药液可用3天，15天为1疗程。注意每次药浴宜加入少量白酒（10毫升左右）。

● **温馨提示**

① 配合内服药等治疗疗效更佳。

② 饮食均衡、适当运动及情绪稳定对长期防治有积极意义。

③ 有肌肉疲劳者宜高温药浴。

—● 家用小妙招 —

试一试下面的方法，它能帮你缓解疲劳

材料： 苏木150克。

方法： 煎煮30分钟后，兑凉水，使水温达到40℃左右，浸泡双下肢20~30分钟，以后背微微出汗为宜。

苏木虽然价格便宜，但功效却很大，它可以活血通络，解痉松肌，促进血管舒缩，加快代谢产物的排除，养血安神。

另外，推荐大家按掐自己的脚趾腹，即10个脚趾肚，以掐到略微酸胀为宜，也可极大地缓解疲劳。

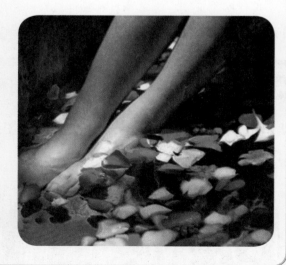

腿疗美容

腿离人体的心脏远，而负担又重，因此这个地方容易血液循环不好。腿上血液循环不好，经络就不通畅，只有气血流通了，皱纹、色斑、老年斑这些问题才能得以好转。

适应证	肤色黑、面部斑点、皱纹、色斑、痤疮、月经不调、痛经。

腿浴药物	白芷50克，益母草50克，何首乌50克。

白芷，又叫香芷，现代药理研究证明，它除了有解热、镇痛、消炎的作用外，还能改善微循环，消除色素在组织中过度堆积，促进新陈代谢，从而达到美白皮肤的效果。益母草可扩张面部毛细血管，改善微循环，用它为主药配合其他药泡双下肢，可调理色斑。

腿疗穴位	阴市穴、复溜穴、血海穴。每穴按摩2~3分钟，每天1~2次。

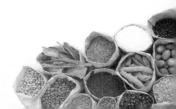

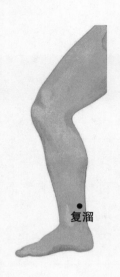

复溜

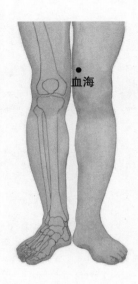

血海

腿浴方法

上述药物水煎去渣取液2 500毫升左右，分为5份，每份再加清水3 000毫升左右，倒入药浴桶内，浸泡双下肢，每次30分钟左右，每天1～2次，每次间隔3～7小时，一份药液可用3天，15天为1疗程。注意每次药浴宜加入少量白酒（10毫升左右）。

● 家用小妙招

给大家介绍一种预防色斑的方法：

❶ 腿浴：丹参50克，益母草50克。煎煮后泡腿，每周3次，每次20～30分钟，以背部微微出汗为宜。

❷ 按揉隐白穴（足大趾末节内侧，距趾甲根角0.1寸）、阳陵泉穴（小腿外侧，腓骨头前下凹陷中），每次腿浴完后按揉以上两穴5分钟。

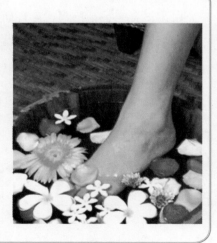

腿疗治膝关节病

膝关节病主要是指退行性改变，引起的膝关节的软骨、韧带、半月板等的一个病理性改变，出现的膝关节的疼痛、屈伸活动受限的一个综合征。在常规治疗中，除进行手术治疗以外，还可使用局部热敷理疗等手段改善膝关节周围的血液循环，使局部无菌性炎症消退，改善症状。

1. 活血化瘀、疏通经络法

中医认为这种病是外受寒湿之邪，瘀阻在脉络里，久之致使血瘀，出现了疼痛、酸胀等症状，那么我们必须抓住两点：

（1）散寒除湿法：可以通过两个途径来实现。第一，腿浴本身：对于这样的病人，要求水温达到43℃，这样二三十分钟后病人浑身会微微出汗，寒湿之邪会随汗而出。第二，利用腿浴吸收药物的特点，放入一些散寒除湿的中药，使其直接吸收入内，发挥作用，常用麻黄、威灵仙、防己等。这里着重讲一讲麻黄的功能，它有发散风寒、利水消肿的作用，可以使支配汗腺的神经兴奋，汗腺分泌活跃，向外排汗。《本草正》记载，"麻黄以轻扬之味而兼辛温之性，故善达肌表，走经络，大能表散风邪，祛除寒毒""若寒邪深入少阴、厥阴筋骨之间，非用麻黄、官桂不能逐也"。这段话说明了麻黄散寒力量很强，深藏在筋骨间的寒毒也能去掉。

腿浴药物	艾叶50克，细辛30克，麻黄50克，附子30克。

腿疗穴位

　　委中穴、阳陵泉穴、膝眼穴、血海穴。每穴按摩2~3分钟，每天1~2次。

　　下面具体讲一下委中穴。

　　委中穴是在众多治疗膝关节病的穴位中比较重要的一个。委中穴是足太阳膀胱经的合穴，位于膝关节后侧，称作腘窝地方的中央部位，若突然击触此穴，可以使人立即跪倒。

　　《针灸资生经》中称其可"散寒除湿，通经活络，强健腰膝"。足太阳膀胱经的两条分支至腘窝处相会于此。委中穴像一员把守雄关的猛将，有"一夫当关，万夫莫开"之勇，把握着足太阳膀胱经下行的气血通道。所以，在此处进行治疗可使寒湿之气通过膀胱经流散而走。在临床上，每遇到急重的腰腿痛患者，我们常常在此处掐揉，甚至点刺放血，每每收到奇效。

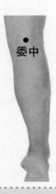

委中

腿浴方法

　　上述药物水煎去渣取液3 000毫升左右，分为6份，每份再加清水3 000毫升左右，倒入药浴桶内，水温43℃以上，浸泡双下肢，每次30分钟左右，每天1~2次，每次间隔3~7小时，一份药液可用3天，18天为1疗程。注意每次药浴宜加入少量白酒（10毫升左右）及醋（50毫升）。

　　（2）活血通络法：腿浴要想活血通络，除去本身的热效应外，也需要加入活血化瘀、止痛通络之药。

牛膝50克，红花50克，当归50克，泽兰30克，三棱50克。

这里单独说一下牛膝。牛膝的作用有两种。《本草经疏》记载："牛膝走而能补，性善下行，故入肝肾。主寒湿痿痹，四肢拘挛、膝痛不可屈伸者……"它能活血化瘀、通络止痛，治疗四肢拘挛、膝关节疼痛、屈伸不利。牛膝还有另外一种功能：载药下行。中医用药讲究君臣佐使。其中作为使药的药可以把一堆治疗某种疾病的药像汽车一样拉着，直达病位，不流失、不拖延时间，集中精力提高疗效。目前西医有一种"靶向定位"的技术，比如治肝癌的药，如果进入体内后任其流动，将会损害正常组织和细胞，引入"靶向定位"后，药物直接到达肝脏，只对肿瘤细胞产生杀伤作用而不影响其他。牛膝就起到这样一种"靶向定位"的作用，把治疗膝关节病的药，直接送到膝关节内，达到"活血化瘀、通络止痛"的目的。

阳陵泉穴、足三里穴、阴谷穴、犊鼻穴、大都穴、太白穴。每穴按摩2~3分钟，每天1~2次。

我们还可以通过按摩腿部、足部的经络穴位，达到活血通络的目的。在此向大家介绍一个主要的穴位——犊鼻穴。

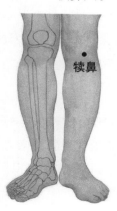

犊鼻

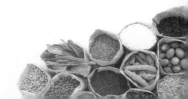

犊鼻穴位于膝关节外侧，一个叫作"外膝眼"的地方，我们把裤角撩上去，绷紧下肢，用手触摸髌骨下面，会发现有内外两个小窝，外侧的形如小牛的鼻孔，叫犊鼻。牛膝像牛膝盖骨，治疗膝关节病。犊鼻像牛的鼻子也治疗膝关节病。针灸书上记载，它可治膝痛、冷痹不仁。

2. 滋补肝肾、养血舒筋法

治膝关节病，为什么还要补肝肾呢？它与肝肾何干？这就是中医的奥妙所在。《黄帝内经·素问·痿论篇》中有"肝主身之筋膜"之说，肝血少了，不能濡养筋肉就会出现肢体麻木、关节屈伸不利的情况，严重的时候还会出现手脚颤抖。

腿浴药物	续断50克，牛膝50克，刘寄奴50克，桑寄生50克，生黄芪50克。
腿疗穴位	阴谷穴、膝关穴、太溪穴、昆仑穴、束骨穴。每穴按摩2～3分钟，每天1～2次。

临床上常用的一种中成药叫养血荣筋丸，它是通过补肝血来治疗疼痛麻木的。中医认为，骨头归肾负责，肾精充盛，骨头就能得到源源不断的充养，就能坚硬，不出现疼痛、无力的表现。若肾虚了，骨软无力，就会疼痛频作。膝关节病，初期是寒湿内侵，血瘀脉停，到了后期就是肝肾不足，筋骨的营养来源缺乏，就出现了膝关节疼痛、乏力、屈伸困难等。

在治疗时，应重点放在足厥阳肝经和足少阴肾经在腿部的循行线上按摩刺激。这里向大家介绍两个重要的穴位：一是肾经的阴谷穴；二是肝经的膝关穴。

先说一下阴谷穴，它是肾经的合穴，与委中穴平齐，在腘窝的内侧。阴指内侧，谷指凹陷，阴谷指肾经的精微之气在此会聚，犹如肾经的粮仓，给肾经提供后勤保障。按揉此穴，可以振奋肾经之气，营养之粮源源不断，起到补肾养骨的作用。

膝关穴是肝经要穴，关，关卡之意。膝关就是设在肝经上的一道关卡。膝关穴开得太大，则肝气散得太过；膝关穴开得太小，肝血输送困难，筋肉都会失养。按揉此穴，能使其开张有度，肝之经血能充分地营养膝关节周围的肌肉筋膜，从而缓解疼痛、乏力的症状。

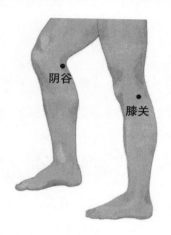

● 家用小妙招

除去以上建议外，腿浴治疗也是一种很好的预防方法。

❶ 腿浴。用生姜30克、泽兰30克、红花30克煎煮30分钟后，兑水至40℃左右，放在盆或桶里，浸泡双下肢，并用毛巾蘸药汤外敷在膝盖上，每周1～2次，每次30分钟左右。生姜可散寒；泽兰利水消肿，减少膝关节内的摩擦；红花活血通经止痛，增加膝关节的局部微循环。

❷ 按揉血海穴、梁丘穴、犊鼻穴。这3个穴位很好找，操作也方便，一边看电视，一边泡腿就可以做，每周3次左右，每次十几分钟，经常操作就相当于给膝关节"注油"，减少了摩擦损耗。

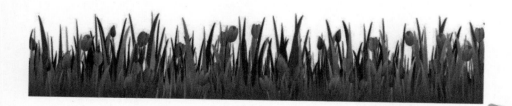

腿疗治腰痛

腰痛需要结合病情采取治疗方式，首先考虑患者是否存在腰肌劳损情况，其次考虑患者是否存在腰椎管狭窄、腰椎间盘突出等病变。需要确诊病情后再考虑采取何种具体的治疗措施。

1. 补肝肾、强筋骨法

中医认为正是由于肝肾亏虚，才使得筋骨失养。针对这个根本的原因，可选用续断、牛膝、刘寄奴、桑寄生、生黄芪等滋补肝肾，穴位选用太溪穴、昆仑穴、束骨穴等以达到补肝肾、强筋骨的目的。

腿浴药物	续断50克，牛膝50克，刘寄奴50克，桑寄生50克，生黄芪50克。

腿疗穴位	太溪穴、昆仑穴、束骨穴。每穴按摩2～3分钟，每天1～2次。

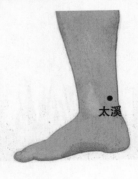

太溪

上述药物水煎去渣取液2 500毫升左右，分为5份，每份再加清水3 000毫升左右，倒入药浴桶内，水温43℃以上，浸泡双下肢，每次30分钟左右，每天1～2次，每次间隔3～7小时，一份药液可用3天，15天为1疗程。注意每次药浴宜加入少量白酒（10毫升左右）。

2. 行气化瘀、通经活络法

　　"通则不痛，痛则不通"，所以就要行气活血化瘀来疏通经络。基于这个目的，进行腿浴可选取鸡血藤、红花、延胡索、白芍等药物，穴位选取血海穴、委中穴、承山穴、丘墟穴、复溜穴。

腿浴药物	鸡血藤50克，红花50克，延胡索50克，白芍50克。
腿疗穴位	血海穴、委中穴、承山穴、丘墟穴、复溜穴。每穴按摩2～3分钟，每天1～2次。

　　这里单独说一下复溜穴。《黄帝内经·素问·刺腰痛篇》里有"足少阴令人腰痛，痛引脊内廉，刺少阴于内踝上二痏，春无见血，出血太多，不可复也"。讲的就是足少阴肾经，贯脊属肾络膀胱，腰为肾之府，故其病可致腰痛，治疗可取足少阴肾经的复溜穴。复溜穴为补肾益精的要穴，足少阴经病变致的腰痛，虚证多而实证少，所以刺复溜穴以疏导足少阴经之气逆，故痛可除。

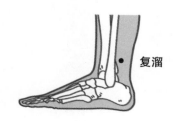

● 复溜

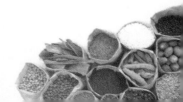

3. 祛风散寒、化湿止痛法

腰痛剧烈，不能活动，遇到阴雨天会加重是由于风寒湿侵犯人体造成的，所以在补肝肾的基础上还要祛除风寒湿邪气，可选取麻黄、附子、木瓜等药物，穴位选取承筋穴、承山穴、飞扬穴、阴陵泉穴。

腿浴药物	麻黄50克，附子30克，木瓜50克。

腿疗穴位	承筋穴、承山穴、飞扬穴、阴陵泉穴。每穴按摩2～3分钟，每天1～2次。

这里单独说一下飞扬穴。飞扬穴是足太阳膀胱经的要穴，飞扬有几层意思：

其一，扬举也，翱翔也，向上飘起，有精神振奋之意。说的是到了这个穴位，人就可以疼痛立去，精神焕发，健步如飞。

其二，我们在健步急行时，或下蹲准备跳跃时，此穴可备发动弹力。

其三，膀胱经的经气，经委阳穴、委中穴直下到达承山穴，就如瀑布之水，飞流直下至承山穴后，在承山穴外下方的此穴蓄积，如腾飞之势。

按摩此穴对腰腿痛的疗效较好，针刺或点揉此穴可缓解腰部肌肉的痉挛，活血止痛。

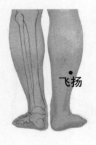

飞扬

126

"腰背委中求"说的就是腰背部病按揉委中穴就可取得良效。下面教你如何按揉委中穴和承筋穴。委中穴在腘窝中央凹陷处，点一下感觉是十分明显的。承筋穴在小腿肚子的最高点，这里也是十分敏感的。每天晚上睡觉以前先泡个热水脚，然后按揉委中穴和承筋穴各100次，对于腰腿痛效果较好。

腿疗治前列腺炎

前列腺炎是由多种复杂原因和诱因引起的与炎症、免疫和神经内分泌相关的病理变化。其治疗方法主要包括药物治疗、物理治疗、手术治疗、生活方式和饮食调整，以及心理治疗和支持。

1. 清热利湿法

不论什么原因造成的湿热壅滞，引起排尿不适，都可以采取清热利湿的办法，主要通过两个方法实现：一是腿浴中的栀子、茯苓、薏苡仁、苦参、白花蛇舌草、黄柏等药物；二是腿疗中的足临泣穴、水泉穴。

腿浴药物	栀子60克，茯苓50克，薏苡仁50克，苦参50克，白花蛇舌草30克，黄柏60克。

腿疗穴位	足临泣穴、水泉穴。每穴按摩2~3分钟，每天1~2次。

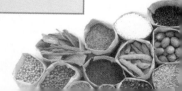

水泉，顾名思义，水，水液也；泉，水潭也，指肾经水液在此聚集形成水潭。本穴物质为大钟穴传来的地部经水，在本穴聚集后如同水潭，故名。经水因本穴所处位置低下而为聚集之状，只有极少的满溢之水外传照海穴的高位，经水的运行如从孔隙中输出一般，故为肾经要穴，功能是传递水液。

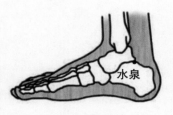

水泉

腿浴方法

上述药物水煎去渣取液3 000毫升左右，分为6份，每份再加清水3 000毫升左右，倒入药浴桶内，水温43℃左右，浸泡双下肢，每次30分钟左右，每天1次，一份药液可用3天，18天为1疗程。注意每次药浴宜加入少量白酒（10毫升左右）。

2. 疏肝解郁法

情志内伤、肝脏疏泄失常、气机郁滞导致膀胱气化不利，通过两个方法实现疏肝解郁：一是腿浴中的柴胡、木香、香附、荔枝核、白芍、牛膝等药物；二是腿疗中的太溪穴、三阴交穴、阴陵泉穴。

腿浴药物	柴胡50克，木香50克，香附50克，荔枝核30克，白芍30克，牛膝50克。

腿疗穴位	太溪穴、三阴交穴、阴陵泉穴。每穴按摩2～3分钟，每天1～2次。

太溪穴位于内踝尖与跟腱之间的凹陷处。

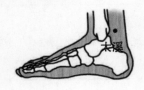

太溪

三阴交穴在小腿内侧，内踝尖上3寸，胫骨内侧缘后方，正坐屈膝成直角取穴。

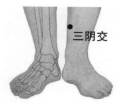

三阴交

3. 补肾健脾法

肾气亏虚、脾气不足无力运化，也可通过两个方法解决：一是腿浴中的菟丝子、益智仁、山药、茯苓、肉苁蓉等药物；二是腿疗中的三阴交穴、太溪穴、阳陵泉穴。

腿浴药物	菟丝子50克，益智仁50克，山药30克，茯苓30克，肉苁蓉50克。

腿疗穴位	三阴交穴、太溪穴、阳陵泉穴。每穴按摩2～3分钟，每天1～2次。

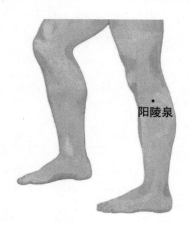

阳陵泉

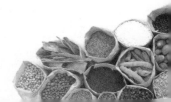

下面给大家介绍的是苦参60克、半枝莲60克的泡腿方，但要注意的是：

❶ 水温一般以40℃为宜。

❷ 泡腿时间不宜太长，最多半个小时，老年人更是如此。

❸ 最好用有一定高度的平底木桶，使水深浸没至小腿。

❹ 可在泡腿的同时按摩涌泉穴，也可以在泡后单独按摩。

另外有一首"八多八少"的歌谣，大家不妨借鉴：少烟多茶，少酒多水，少糖多果，少肉多菜，少盐多醋，少怒多笑，少药多练，少车多走。

腿疗治中风后遗症

腿疗作为一种中医外治法，在中风后遗症的治疗中有很好的辅助治疗作用，也越来越受欢迎。中风后遗症的病因主要有三个方面，分别是风、痰、虚。针对这些原因，在中医师指导下，可采用相关药物腿浴和对穴位的反射区刺激达到祛风化痰、滋阴潜阳、通经活络的功效。

1. 祛风通络散邪法

既然风邪在中风的发病中充当急先锋、排头兵的作用，那么我们就要采取措施把它干掉，风消失了，病情也就缓解了。

腿浴药物	川乌20克，细辛20克，木瓜50克，千年健50克，天麻30克，地龙50克。
腿疗穴位	足窍阴穴、昆仑穴、太冲穴、行间穴。每穴按摩2～3分钟，每天1～2次。

这里单独说一下昆仑穴。昆仑穴属于足太阳膀胱经，位置在外踝尖和跟腱之间的凹陷中。古人以昆仑形容最高山峰，我们知道山顶是风最大的地方，所以刺激风邪最盛的昆仑穴，祛风效果不言而喻。

腿浴方法

上述药物水煎去渣取液3 500毫升左右，分为7份，每份再加清水3 000毫升左右，倒入药浴桶内，浸泡双下肢，药浴温度要适度，早、后期以温水浴为主，中期以高温浴为主。每次40分钟左右，每天1～3次，每次间隔3～7小时，一份药液可用3天，21天为1疗程。注意每次药浴宜加入少量白酒（10毫升左右）。

2. 调补肝肾、滋阴潜阳法

中老年人的发病往往是由肝肾亏虚导致的，针对这个原因，我们通过药物和穴位来达到治疗疾病的目的。

腿浴药物	党参50克，当归50克，麦冬50克，巴戟天50克，川芎30克。

腿疗穴位	太溪穴、水泉穴、丘墟穴。每穴按摩2～3分钟，每天1～2次。

● **家用小妙招**

在中风后遗症里面很常见的一个就是手和脚活动不利，上肢无法伸展，腿抽筋，肌张力高。下面就介绍一个针对这种情况的腿浴方法：伸筋草、红花各50克，加清水2 000毫升，煮沸10分钟（汤液温度降低须再加热），每天1次，先泡上臂，后泡腿，浸泡时四肢在汤液中加强自主的屈伸活动，连续2个月。

但要注意的是：泡腿时间不宜太长，一般为半个小时。最好用有一定高度的平底木桶，使水深浸没至小腿。记得平时加强功能锻炼，这很有必要。

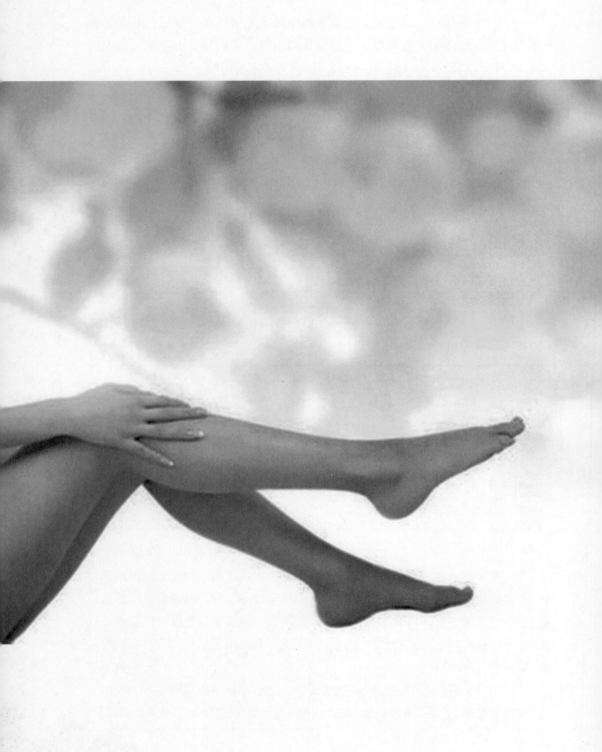

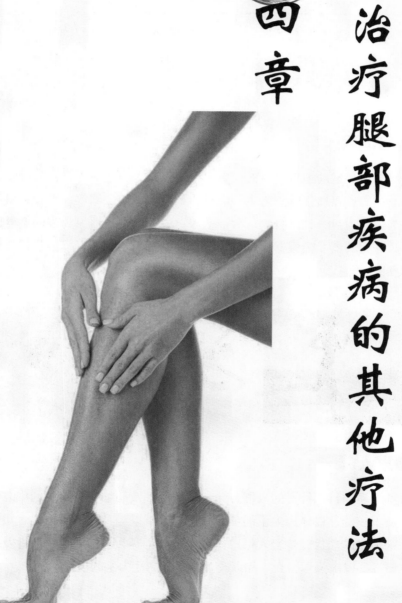

第四章 治疗腿部疾病的其他疗法

什么是运动疗法

运动疗法是指人体通过运动达到健身和治病目的的治疗方法，也称医疗体育疗法，简称体疗，包括步行、跑步、跳跃、游泳、体操和武术等。一份完整的运动处方应包括以下内容：

运动项目

一般来说，运动项目包括五大类：以增强耐力为主的项目，如跑步、游泳、滑冰等；以增强体力为主的项目，如哑铃、俯卧撑等；以改善机体柔韧性为主的项目，如健身操、太极拳等；以社区健身器械为主的室外健身项目，如扭腰器、健腹器、踏步机等；以竞赛为主的项目，如乒乓球和艺术体操等。

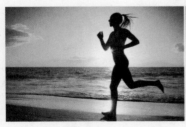
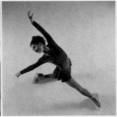
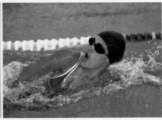

适宜人群

每种运动项目所针对的人群各异：有糖尿病及心脑血管疾病的中老年人，一般不宜选择以体力为主的项目，而应选择以提高机体的耐力、柔韧性和放松为主的项目；年轻人可选择以体力和竞赛为主的项目；女性及儿童则应该选择以增强体力为主和以改善机体柔韧性为主的项目。

运动强度

运动强度直接影响治疗的效果和患者自身的安全，因此肢体疼痛的患者须在自己能够承受的范围内进行运动治疗。

运动频率

选择小运动量的患者或年老体弱者，一般每日运动1次。如果每次运动的间隔时间超过3~4天，就达不到理想效果。

如何确定运动强度

采取运动疗法治病时，运动强度的把握很重要，如何确定运动强度呢？下面向大家介绍几种方法：

正常运动适当心率数值

正常运动适当心率数值（次／分）=170-年龄（岁）

例如：某患者的年龄为50岁，其运动适当心率为：170-50=120（次／分）。

按年龄计算最高心率数值

最高心率数值（次／分）=220-年龄（岁）

例如：某患者的年龄为50岁，最高心率数值为：220-50=170（次／分）。

实际运动适当心率数值

实际运动适当心率数值（次／分）=按年龄预计最高心率数值×60％

例如：某患者的年龄为50岁，最高心率数值应为170次／分（220-50=170）。运动适当心率数值为102次／分左右，计算方法是：170×60％=102（次／分）。

说明：对于年老体弱和心肺功能不全的患者，在计算运动适当心率时，可将公式中的60％改为50％或40％。

心率计算法

将患者按体质强、中、弱分开，分别控制运动强度，此方法适用于患有心血管疾病、肺源性心脏病和肺气肿等疾病的中老年人，其方法是：运动后心率（次／分）−安静时心率（次／分）。

20次／分	40次／分	60次／分
强壮体质	中等体质	弱体质

运动强度百分比分组法

此方法适用于有高血压、冠心病患者及年老体弱者，其方法是：（运动后心率−运动前心率）／运动前心率×100％。

运动后增加心率数值在51％		运动后增加心率数值在71％
小运动强度	中等运动强度	大运动强度

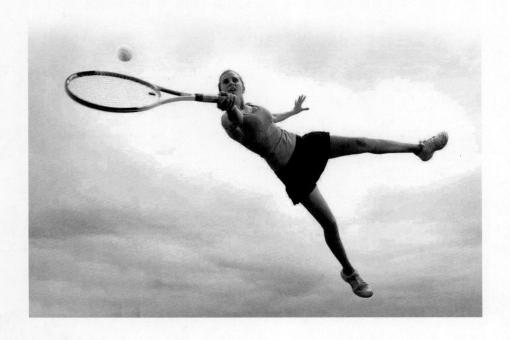

治疗梨状肌综合征的运动

对于早期梨状肌综合征可通过保守治疗使其得到缓解，而运动疗法就是治疗梨状肌综合征很有效的一种方法。通过运动疗法，可有效缓解梨状肌综合征引起的下肢疼痛。可治疗梨状肌综合征的运动方法很多，下面向大家介绍几种。

压腿侧腰运动

患者站立，双臂向两侧伸直，双腿分开超过肩部。屈左膝，并向后伸直右腿，臀部向身体左下方移动，上身向右前方侧屈，弹动2~3次后还原身体。双下肢交替进行，各重复2~5次，每日2~3次。

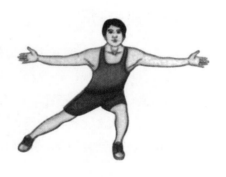

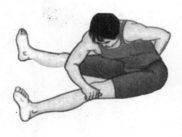

旋腰运动

患者坐位，双腿伸直，呈"V"字形，做腰部旋转运动，先顺时针旋转，再改为逆时针，各旋转10~20圈，交替进行，并逐渐增大旋转的幅度，每日2~3次。

摇椅运动

患者仰卧，双手抱膝，前后摇动身体，每次1~3分钟，每日3~4次，可逐渐增加摇动的幅度和速度。

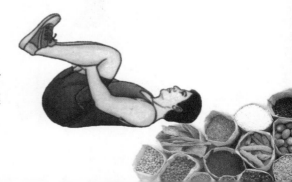

图解百病从腿养

后伸运动

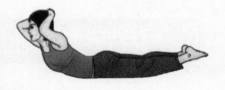

患者俯卧，双手抱头，将头颈部、胸部抬起并尽量后伸，使其离开床面，稍停片刻后放松。再将双下肢及腰部尽量后伸，使其离开床面，稍停片刻后放松。最后将头颈部、胸部、双下肢及腰部同时离开床面，仅留腹部与床面接触，让身体呈"飞燕"状，停留片刻后恢复原位，重复5～10次，每日4～5次。

后伸腰运动

患者可通过以下两种方式锻炼梨状肌：①患者站立，双手扶墙或床头，仰头，双目上视，将腰部尽量后伸至极限，停留1～2秒后恢复原位，重复5～15次，每日2～3次。可逐渐增加腰部后伸的幅度。②患者双手叉腰，坐在椅子前部，挺胸抬头，使腰背部略后倾，双目上视，颈部尽量后伸，停留片刻后恢复原位，重复10～15次，每日2～3次。

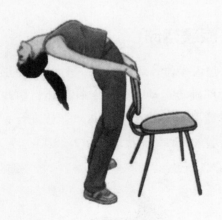

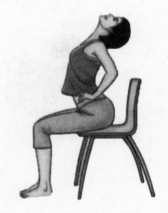

膝骨关节炎患者的运动

膝骨关节炎是一种常见的、慢性的关节病变，主要发病人群为50岁以上的中老年人，表现为关节疼痛、肿胀、运动受限等症状。发病原因是膝关节的软骨、软骨下骨及关节边缘受损、破坏、增生，引起膝关节疼痛、肿胀、活动受限等。膝骨关节炎患者可通过以下运动来改善症状。

卧位直腿抬高运动

患者仰卧，下肢伸直，踝关节呈90度，先将一侧下肢慢慢抬起，至离开床面10厘米高，坚持5～10秒，再改为另一侧下肢做上述动作。两腿交替进行，各做10～30次，每日2～3次。此运动可增强大腿前方肌肉的力量。随着大腿肌

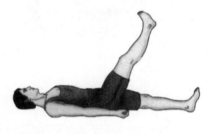

肉运动力量的增加，可在双侧踝关节附近系上沙袋等重物，重物的重量根据自己的体质而定。

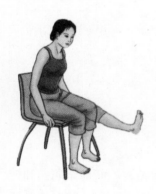

坐位直腿抬高运动

患者坐于椅子的前部，双手扶椅子面，身体前倾，一侧下肢膝关节屈曲，另一侧下肢伸直，踝关节呈90度。将伸直的下肢慢慢抬起，至离开地面10～20厘米高，坚持5～10秒，再改用另一侧下肢做上述运动。双下肢交替进行，各做10～30次，每日2～3次。

下肢外展运动

患者侧卧，双下肢并拢，将上面的腿慢慢抬起，至离开床面10～20厘米高，坚持5～10秒。然后改变侧卧方位，换另一腿做抬腿运动。两腿交替进行，各做20～30次，每日2～3次。此方

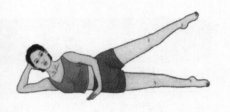

法可锻炼大腿外侧肌肉。随着大腿肌肉的增强，可在踝关节系上重物。

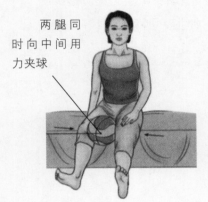

两腿同时向中间用力夹球

坐位夹球运动

患者坐在床上或地毯上，将一个排球或篮球置于两大腿之间，用力夹球5～10秒，放松，再夹球，重复10～30次，每日2～3次。此方法主要锻炼大腿内侧肌肉。

需要注意的是：患者在做夹球运动时，双膝关节要保持伸直或略屈曲，以球不离开床面或地面为标准。

预防下肢肌肉萎缩的运动

膝关节是人体下肢最重要的关节，疼痛时常给患者的生活带来极大的不便，甚至造成下肢肌肉萎缩。为预防下肢肌肉萎缩，可以经常做下列运动。

行走运动

行走是锻炼膝关节较好的方式，通过行走，膝关节不断地做屈曲和伸展运动，下肢的肌肉也在不停地收缩和舒张，进而可以有效地预防下肢肌

肉萎缩。需要注意以下问题：①运动量不要超过自身的承受范围，以免对膝关节造成进一步伤害。②行走速度不宜太快，双脚踏地要轻，以保护膝关节不受损伤。

下蹲运动

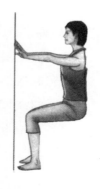

人体在下蹲和起立的过程中，下肢肌肉可以得到很好的锻炼。其方法是：患者手扶家具、墙壁等，双膝缓慢做下蹲运动，直达双膝屈曲的极限位，然后再慢慢起立，直至双膝完全伸直，反复进行，每日2~3次。需要注意的是：患者在下蹲的过程中，如出现明显的膝关节疼痛感，应立即停止，以免对膝关节造成进一步损伤。

抗阻力运动

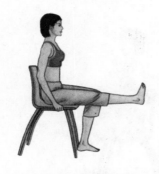

坐在床边或椅子上，大腿位于床面或椅子面，小腿伸出床沿或椅子面。患侧腿的膝关节伸直，使大腿和小腿保持在一条直线上，然后放松肌肉，让小腿在重力的作用下使膝关节逐渐屈曲至90度，与地面基本垂直。然后再通过大腿肌肉的收缩带动膝关节和小腿再次伸直，达到锻炼下肢肌肉的目的。为了强化抗阻力运动的效果，可在上述运动的基础上，在患侧肢体上捆绑2~4千克的沙袋或重物，再令患侧下肢"负重"做伸直抗阻力运动。还可将健侧肢体放在患侧肢体上，以增加肌肉收缩的阻力，再进行屈伸膝关节运动。

被动运动

除了上述几种可以自己操作的主动运动外，自己运动有困难者，还可通过他人帮忙进行被动运动。方法是：患者平卧在床上，施术者一手扶住患者的膝关节，另一只手握住患者的踝关节，用力伸屈膝关节，反复进行。刚开始治疗时，被动活动的膝关节可能会出现疼痛，但经过一段时间的训练后，膝关节的功能会逐渐改善，疼痛也会逐渐缓解。

踝关节扭伤后的康复运动

踝关节扭伤会使局部组织出现明显肿胀、疼痛和活动受限等，治疗时应局部冷敷，或使用绷带、小夹板等进行固定，使损伤的组织处于相对静止状态，以利于尽快康复。在踝关节扭伤后的恢复期，疼痛、肿胀的现象已明显缓解，治疗原则应由"静"转为"动"，即选择合适的运动疗法进行治疗。

踝关节屈曲运动

坐在椅子上，将患足抬起，做屈伸运动10~40次，每日2~4次。此运动可帮助缓解扭伤后踝关节的黏连，促使其恢复正常功能。刚开始做此运动时，可能会由于疼痛和踝关节僵硬等原因，屈伸范围和角度都较小，随着踝关节的恢复，可逐渐增加踝关节的活动范围。如果患者自己无法活动，可由他人帮忙进行被动运动，但要注意根据患者自身的情况确定踝关节屈伸运动的幅度。

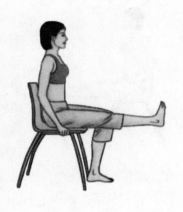

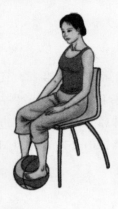

踝关节旋转运动

患者坐在椅子上，将患足抬起，先顺时针旋转踝关节，再逆时针旋转踝关节，各进行20~30次，每日2~3次。患者也可坐在椅子上，双脚夹住一篮球或足球，用双脚反复转动该球，达到运动踝关节的目的。通过踝关节的旋转运动，可以减轻踝关节的肌肉萎缩程度，帮助恢复踝关节的功能，防止因卧床而引起下肢静脉血栓。

弓步旋转运动

患者站立位，一脚向前迈一步，前脚掌着地，膝关节屈曲成"弓步"。患者双手扶膝，以踝关节为轴心，先做顺时针旋转5～10圈，再做逆时针旋转5～10圈。两踝关节交替做5～15遍，每日2～4次。

水中运动法

准备一个洗脚盆或浴盆，盆中注入40～50℃温水，也可将活血化瘀的中药置于水中，用文火煮沸，待温度降到40～50℃时，再将患足泡于水中，以增强治疗效果。通过水的传导作用，踝关节的血液循环会逐渐通畅，达到舒筋、活血、止痛的效果。患足在水中还可进行踝关节屈伸、内外翻和旋转动作。每日泡足和运动踝关节10～20分钟，每日2～3次。在此基础上，还可以配合水中按摩，强化治疗效果。

舒缓小腿肌肉的运动

当小腿肚僵硬和疲劳时，可通过下面的运动来舒缓小腿的肌肉。下面三个动作为一组，这些动作每做一次就应变换一次前后。

准备动作

取站立位，双手置于腰部，背部挺直。两脚前后交叉，脚尖朝向身体外侧。

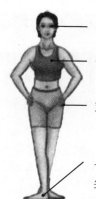

眼睛直视前方

背部挺直

双手置于腰部

一脚置于另一脚前，且两脚尖朝外

呼气时的运动

先吸一大口气，然后一边慢慢吐气，一边弯曲膝盖，同时身体重心下移。在感觉快没有气之前停止动作，再把剩下的气全部吐出。

脚的组合，左右各做8次。此动作对矫正"O"形腿有很好的效果。

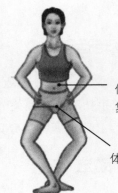

边吸气边使身体慢慢恢复到原来位置

边呼气，身体重心边往下降

吸气时的运动

以弯曲膝盖的状态吸气之后，再慢慢吐气，双膝逐渐回到原来的姿势。

"O"形腿的矫正运动

正常人的下肢看起来应该是直的，即当两侧踝关节内侧并拢时，双侧膝盖能够靠拢。当双侧膝盖之间的距离在2厘米以上时，就称为"O"形腿，又叫膝内翻，俗称罗圈腿。"O"形腿可通过下列运动来矫正。

站着矫正"O"形腿

站立位，双脚分开，与肩同宽，一只手扶住桌面或墙。背部挺直，身体重心放在距离桌面或墙较远的那只脚上，抬起脚跟，施力5秒，再放轻松5秒，然后换另一侧脚，左右各做5次。

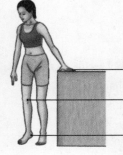

手轻轻扶住桌面，以稳定身体

膝盖微微弯曲

脚跟抬起，身体重心放在此脚的脚尖上

144

坐着矫正 "O" 形腿

在桌子前放一椅子，两腿并拢坐在椅子上，双手放在桌面上，让身体保持稳定，背部挺直，在地上铺一块30～40厘米长的毛巾。先用一侧的脚趾抓住毛巾，慢慢拉到脚边，当拉到毛巾的另一端时算作1次。然后换另一侧脚来完成此动作，左右各做3～5次。

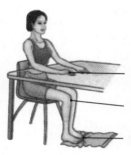

双手放在桌面上来稳定上身

两腿并拢

用脚趾抓住毛巾

预防膝关节疼痛的运动

膝关节的活动与股四头肌、腿后腱肌、小腿三头肌的三块肌肉有关。其中，股四头肌是膝关节进行伸直动作时的粗大肌肉，当膝关节疼痛使膝关节活动受限时，股四头肌就得细瘦；腿后腱肌是弯曲膝关节的肌肉，具有强大的肌力；仅次于股四头肌容易衰弱的小腿肚的肌肉，即小腿三头肌。所以，对于膝关节的疼痛，要从强化大腿的肌肉（股四头肌）和小腿肚的肌肉（小腿三头肌）着手。

仰卧抬腿运动

患者仰卧，伸直双腿，将疼痛侧的腿慢慢抬高至20～30度（注意，当腿抬高超过30度时，就不再是股四头肌的运动，而变成腹肌的运动了），保持此姿势5秒，

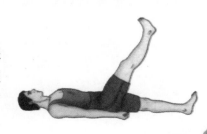

然后慢慢放下。注意，不要一下子就放下腿，应当在脚碰到地板时再放松力量。这是锻炼股四头肌的运动，运动量较大，适合肌力稍强的人。

负重抬腿运动

坐在椅子上，在脚踝绑上1千克左右的重物（如重锤袋，或穿着滑冰鞋），然后慢慢将脚伸直，静止5秒后，再慢慢放下脚。当能轻松进行这项运动20次左右后，就每次再增加0.5千克的重物。女性以增加到3千克，男性以增加到4千克左右为佳。这种使腿在阻力下进行的运动，可使腿部肌肉逐渐发达。

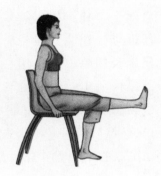

踝关节上下翻运动

通过踝关节上下翻，可强化小腿肚的肌肉。其方法是：坐在椅子上，将脚抬起，脚底与地面平行，然后将脚尖尽量向上抬起，此时，小腿肚处于绷紧状态，维持5～10秒，再改为脚尖尽量向下绷紧，也坚持5～10秒。双下肢交替进行，每日3～5次。

踮脚尖运动

手轻轻扶在桌沿上，使身体保持平衡，然后慢慢踮起脚尖。保持此姿势3秒，再慢慢放下脚跟，每日进行10～20次。长期坚持做此项运动，会使小腿肚变硬，可在泡澡时加以按摩来排除疲劳。

类风湿性关节炎患者的运动

类风湿性关节炎是一种全身性的慢性结缔组织疾病，常造成患者关节疼痛、畸形等后果。类风湿性关节炎患者可通过下列运动疗法进行治疗和缓解病情。

弯腰运动

步骤一：患者站立，双脚分开，与肩同宽，双臂上举，头上抬，双目仰视，慢慢弯腰，双手触摸双脚，坚持1～2秒后恢复原位，重复10～20次，每日2～3次。

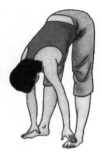

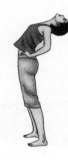

步骤二：患者站立，双手叉腰，双脚分开，与肩同宽，向后做弯腰运动，头颈部后倾至极限位后停留1～2秒，再恢复原位，重复10～15次，每日2～3次。

膝髋运动

步骤一：患者呈盘腿打坐的姿势，双脚置于对侧小腿下，双手置于两侧膝关节上，逐渐用力压膝关节，使膝关节尽量贴近床面，以达到使髋关节外旋的目的，坚持1～5秒后放松，使膝关节离开床面，重复10～20次，每日2～3次。

步骤二：患者仰卧，将一侧下肢抬起，使大腿与床面垂直，在此位置上弯曲膝关节，使小腿与床面平行，坚持2～3秒后，伸直膝关节，并放平该下肢，双下肢交替进行，重复10～15次，每日2～3次。

步骤三：患者俯卧，屈曲一侧膝关节成90度，即小腿与床面垂直，坚持3～5秒后，伸直膝关节，恢复原位，双下肢交替进行，也可双下肢同时进行，重复10～15次，每日2～3次。

步骤四：患者站立位，双手叉腰，双脚分开，与肩同宽，提大腿同时屈膝90度，小腿与地面垂直，坚持2～3秒后将小腿向前方踢出，伸直膝关节，再坚持2～3秒后恢复原位，双下肢交替进行，每日10～15次。

步骤五：患者站立，双脚分开，与肩同宽，一只脚向前跨出一大步，呈"弓步"，使前腿膝关节屈曲成90度，后腿伸直，双手压于前腿膝关节之上，向下继续强力弯曲膝关节，反复向下，振动3～5次后恢复原位，双下肢交替做上述动作，重复10～15次，每日2～3次。

趾踝运动

坐在椅子上，双下肢伸直，做踝关节旋转运动，先顺时针旋转10～15圈，再逆时针旋转10～15圈。双踝关节交替进行，每日2～3次。

缓解膝关节滑膜炎的运动

膝关节滑膜炎往往会造成关节肿胀、疼痛和关节腔积液，使患者的关节屈曲不灵活，同时有疼痛感。出现膝关节滑膜炎时，一方面要对症治疗，另一方面还要配合运动疗法，以缓解疼痛、消除肿胀，达到治疗的目的。

踩踏板运动

准备一个高30～40厘米的小凳子，也可利用楼梯进行。具体方法是：先用一只脚踏在小凳子或台阶上，再将另一只脚也踏在小凳子或台阶上，最后退一步回到地面，反复做10～20次，或3～10分钟，每日2～3次。选择的小凳子要结实、稳当，以防被踩翻，造成危险。高龄患者由于身体调节能力差，最好不要做此运动。

仰卧抱膝运动

患者仰卧，双腿慢慢做屈髋、屈膝动作，当膝关节逐渐接近胸腹部时，双手抱住双膝，坚持5～7秒后放手还原，重复10～30次，每日2～4次。

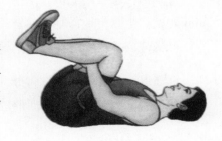

卧屈膝后抬小腿运动

患者俯卧，缓慢屈曲一侧膝关节，将小腿抬起，使脚跟尽可能接近臀部，坚持3~5秒后，放下抬起的小腿，恢复原位，换另一侧小腿。双小腿交替进行，各做10~30次，每日2~4次。

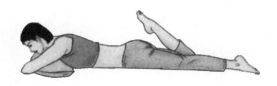

站立提腿运动

患者站立，一只手扶住桌面，单腿站立，屈曲另一条腿的膝关节，使小腿后伸，患者的另一只手在身后握住后伸小腿的踝部，并向臀部提拉该小腿，使大腿肌肉有一种被牵拉的感觉，坚持3~5秒后松手，使该腿恢复原位，然后换另一条腿。双腿交替进行，各提拉10~20次，每日2~4次。

消除脚部浮肿的运动

脚部浮肿、僵硬等症状的出现多是由于血液循环不畅，这时，通过伸缩小腿肚的肌肉，可以促进腿部血液的流通，同时松开僵硬的肌肉，消除脚部疲劳。运动过程中要配合呼吸，并慢慢活动脚部。此动作完成后，会使你的脚部感到轻松舒适，并助你轻松入眠。

利用毛巾伸展腿后的肌肉

长时间站立工作而出现脚部疲劳、浮肿的人，可借助毛巾来调整运动的强度。

具体方法是：

（1）患者闭目仰卧，深呼吸。

（2）一边用鼻子吸气，一边抬高一条腿，用毛巾从脚心套住这只脚，双手抓住毛巾的两端，然后以上身向下的重量来拉毛巾。脚在被拉向胸部方向时，即可伸展腿后的肌肉。

（3）最后，一边吐气，一边放松身体，弯曲膝盖，放下脚，左右脚交替进行2次。身体柔软的人，可握短毛巾，或直接用手勾住脚底。

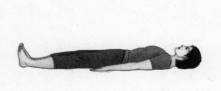

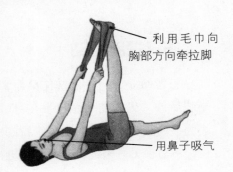

利用毛巾向胸部方向牵拉脚

用鼻子吸气

仰卧运动脚踝

对于整天坐着工作的人，或穿高跟鞋造成脚疲劳的人，可通过运动脚踝来消除脚部的浮肿。

具体方法是：

（1）患者仰卧，双脚并拢，手掌朝上，保持此姿势，从口中慢慢将气吐出。

（2）一边用鼻子吸气，一边将左脚垂直抬起。

（3）再一边吐气，一边将左脚的脚跟向上突起，此动作可伸直脚踝部的跟腱。

（4）接着，边吸气，边伸直脚尖，配合呼吸慢慢各进行4次。

（5）边吐气，边将左脚慢慢放下。

（6）左脚结束后，换右脚，反复进行4次脚跟突起和脚尖伸直的动作，左右脚交替进行2次。

（7）最后，双脚并拢，同时进行上述动作。将双脚垂直抬高，配合呼气，慢慢抬起脚跟，然后边吸气，边伸直脚尖，反复进行4次，再慢慢将脚放下。

以上动作，都要配合呼吸来进行。

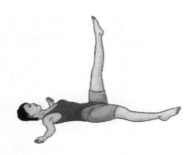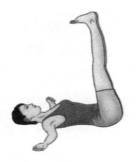

温冷疗法的原理

温冷疗法是用热敷或冷敷的方式，通过给疼痛局部或疼痛周围加热或冷却，以调节体内血液循环，改善肌肉疲劳的状况，最终达到缓解疼痛的目的。这种方法操作简单，比较适合在家庭中使用。然而，热敷和冷敷各有千秋，功效不同，须结合具体情况来选择和使用。

热敷

热敷是利用热毛巾、暖水袋等直接敷于患处，使肌肉、肌腱和韧带等组织松弛，缓解因肌肉痉挛、强直而引起的疼痛，还可减轻深部组织充血，使局部血管扩张。热敷可消除炎症，促进局部血液循环，有助于坏死组织的消除和新组织的修复。

热敷时要注意以下问题：

（1）使用的道具不可直接接触皮肤。

（2）若是长时间热敷，要小心低温烫伤的危险。

（3）热敷后要注意保暖，小心别让身体着凉。

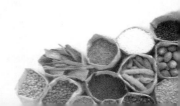

冷敷

冷敷是用冷毛巾或冰袋等物体放置在人体的病变部位上，使局部的毛细血管收缩，起到散热、降温、止血、止痛及防止肿胀等作用的一种方法。冷敷适用于早期局部软组织损伤等病人。

冷敷时要注意以下问题：

（1）使用的道具不可直接接触皮肤。

（2）冷敷时间不能超过15分钟，时间过长会使血液循环变差。

（3）冷敷后要擦干身体，别让肌肤潮湿而置之不理。

热敷、冷敷的使用

需要注意的是：如果刚受到闭合性外伤，即没有伤口时的受伤，不能立即进行热敷，否则会促使血管扩张，加重受伤部位的肿胀。正确的方法是：先用冷敷控制出血，然后再用热敷，以扩张血管，促进瘀血吸收。感染时要避免热敷，而各种内脏出血、急腹症等，不宜热敷。

温冷疗法原理图示

温冷疗法可以用来治疗疾病，但是它们的原理却截然相反，相应地，应用范围也有所区别。

热敷治疗疾病的原理

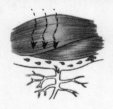

低温收缩的血管在温度提高时开始扩张

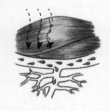

血液流通至身体末端和毛细血管

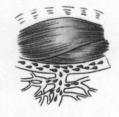

血液在体内自由循环，使肌肉得以松弛

冷敷治疗疾病的原理

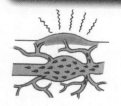

患部因发炎而
发热

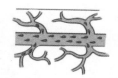

冷敷使血管收缩，从
而达到消除肿胀的目的

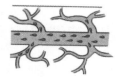

恢复正常温度的血
管扩展为正常状态

膝关节疼痛、神经痛和风湿痛：自制热毛巾

当有膝关节疼痛、神经痛和风湿痛等症状时，可以通过自制的热毛巾热敷疼痛部位，以使患处从外到内暖和起来，从而达到缓解疼痛的目的。需要注意的是：关节部位有肿胀、发热现象时禁止热敷。

自制热毛巾

自制热毛巾时，毛巾的湿度和温度一定要把握好。具体制作方法为：

（1）准备2~4条小毛巾，1个塑料袋。

（2）把小毛巾弄湿之后，轻轻拧一下。拎着毛巾一角时，有些微的水滴出即可。

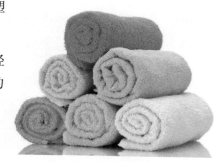

（3）把湿毛巾叠好放进塑料袋，

153

不要封口，放入微波炉中加热1分钟。

（4）从微波炉中取出毛巾，用干毛巾包裹，利用包覆的毛巾数量来调整热度。

如何热敷

热敷之前要先确定疼痛部位没有肿胀和发热，热敷时要以半月板为中心，热敷整个膝盖。方法是：用热毛巾覆盖整个膝盖，每次热敷15分钟，毛巾渐渐变凉之后再换另外一条毛巾，再热敷15分钟。

膝关节保健

❶ 侧躺练习：左侧卧，膝盖微弯，脚后跟并拢。头枕在左臂上，眼睛直视前方。右手持1~2千克的重物，放在腿外侧。然后腹部绷紧，臀部绷紧，尽量抬高右腿的膝部，抬腿时身体不动，坚持几秒钟，放下。重复15次，换腿。

❷ 抬腿练习：站在一个稳固的长凳或台阶后面，右脚踏上（脚后跟不要悬空），并将重量集中于右脚，身体抬高，左脚脚趾接触台阶，坚持1~5秒。然后放低左脚，轻叩地面。重复8~10次，换腿。

❸ 架桥练习：平躺于地，膝盖弯曲，双脚分开，与臀部同宽，手臂放在两侧。缓慢抬起髋部，平稳地离开地面，然后缓缓放下，重复15次。

❹ 伸腿运动：平躺，膝盖弯曲，脚平放于地。伸出左腿，套入伸缩拉带或毛巾，双手抓住拉带两端。用拉带把腿拉向胸前，再用力将小腿伸直，保持10~30秒，以锻炼小腿肌肉和脚筋。重复3~5次，然后换腿。

慢性疼痛或寒冷引起的膝盖疼痛：用姜热敷

对于慢性疼痛或寒冷引起的膝盖疼痛，可以用姜热敷疼痛部位。在这个过程中，姜的药效起了很重要的作用。有些人由于自身体质的原因，不适用此种疗法，所以在用姜热敷患部之前，应先试放在手臂内侧，确认是否过敏。

用姜热敷的优点

（1）可以有效促进新陈代谢。

（2）可以一次大范围地热敷，因此只要知道穴位大概的位置即可。

（3）不必高温热敷，就有良好的功效。

注意事项

（1）不要直接接触患部，必须用纱布包起来。

（2）不能重复使用，最多只能用2次。

（3）如果皮肤有肿胀现象就不能使用。

如何热敷

首先，用手心触摸患部，确认是否发热，还要确认疼痛的部位是否肿胀，当疼痛部位没有发热或肿胀时，才可用姜热敷。方法是：把用纱布包裹的热姜放在疼痛部位，热敷10～15分钟。

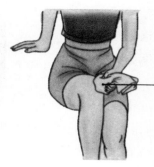

如果热敷5分钟后，皮肤有变红或发痒的现象，说明皮肤对姜过敏，要立即停止

155

慢性疼痛或疲劳引起的下肢疼痛：用泡澡温和患部

对于慢性疼痛或疲劳引起的下肢疼痛，可通过泡澡来温和患部，如果能在泡澡过程中配合使用入浴剂，并结合按摩，效果会更好。

泡澡的优点

（1）配合使用入浴剂，能收到意想不到的效果。

（2）可以让身体长时间保持暖和。

（3）结合伸展操和按摩，效果会更好。

注意事项

（1）浴室和换衣服的地方，温度要大致相同。

（2）泡澡次数并不是越多越好，一天泡澡3次以上，反而会更疲劳。

（3）下肢突然疼痛时，不要立即泡澡。

如何温和患部

在浴盆中注入约40℃的温水，稍微弯曲膝盖浸泡在热水中。在这个过程中，可轻轻地按摩疼痛部位，能有效舒缓腿部不适。浸泡10分钟后，从浴缸中出来，用

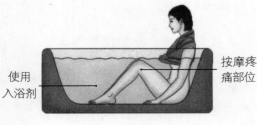

使用入浴剂

按摩疼痛部位

20℃左右的冷水淋浴约1分钟，并用冷水集中冲洗疼痛部位。然后再泡澡5分钟，重复以上动作4～5次。

突发性疼痛：用冰块或冰袋冷敷

在下肢刚刚开始疼痛的时候，用冰块或冰袋进行冷敷，可以遏制突发性的疼痛，并有效抑制因发热而引起的肿胀。

如何冷敷

把冰块放入塑料袋，在塑料袋中撒一些食盐，以延长冷敷的时间。然后封口，再用毛巾包起来，敷在患部。冷敷15分钟后，休息5分钟，重复此动作2~3次。另外，可用手帕等把罐装冷饮包起来，放在患部进行冷敷，还可使用冷却型贴布进行冷敷。注意，一天冷敷的时间总计不得超过1个小时。

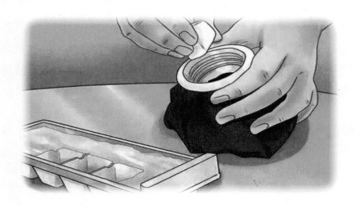

可作冷敷的物品

我们身边的许多东西都可用作冷敷，可用作冷敷的物品及其使用方法分别是：

可作冷敷的物品	使用方法
冰块或冰袋	用塑料袋和毛巾包裹后冷敷患部
冷冻饮料	用手帕等包裹后冷敷患部
阴凉处或小溪中的小石头	用手帕等包裹后冷敷患部
冷却型贴布	直接贴在疼痛部位

正确使用肌内效贴布

肌内效贴布是一种有着伸缩性的特殊贴布，由透气的棉质制作而成，它不含乳胶及药性，一般不会引起皮肤过敏，也不会遇水而脱落，可连续贴上三四天，而且撕去贴布后也不会在皮肤上留下残留物。肌内效贴布广泛应用于支撑软组织、消肿及缓解疼痛，从而促进身体的自然康复。

肌内效贴布的原理

肌内效贴布可增加皮肤与肌肉之间的间隙，促进淋巴及血液循环，减少引发疼痛的刺激物质，进而减轻肌肉紧张及疲劳，支撑软弱的肌肉组织。加配合正确的部位和贴法使用，便可达到缓解疼痛、促进康复及增进运动表现等效果。

肌内效贴布的四大功效

（1）恢复肌肉正常功能：贴布可使异常紧张的肌肉恢复正常，强化较弱的肌肉。

（2）促进血液循环：血液循环减弱，身体特定部位就容易产生瘀血，神经容易受压迫。

（3）抑制疼痛：贴布可刺激皮肤和肌肉，达到止痛的效果。

（4）矫正错位的关节：肌肉的异常紧张会拉扯骨头，使关节产生错位，而贴布可让筋膜、肌肉恢复正常位置，矫正错位的关节。

如何使肌内效贴布达到最佳功效

要使肌内效贴布达到最佳功效，使用者必须正确诊断身体的受伤部位，并且掌握良好的贴布操控技巧和身体不同部位的贴法。

使用肌内效贴布时的注意事项

（1）如果一下子撕掉贴布背面的纸，贴布就会纠结成一团而难以贴牢，所以要慢慢地撕去贴布背面的纸。

（2）要贴贴布的皮肤部位必须擦拭干净，也不要涂抹化妆水或乳液等。

（3）贴在皮肤后如果有拉扯感就表示贴得太紧了，此时应揭开贴布，重新贴松一点儿。

（4）贴布虽然有抗水性，但洗澡后最好仔细擦干。

肌内效贴布的四种基本类型

肌内效贴布有四种基本类型，可根据关节运动方向、肌肉走向与粘贴的部位而有不同的贴法，它们的制作方法如下图所示：

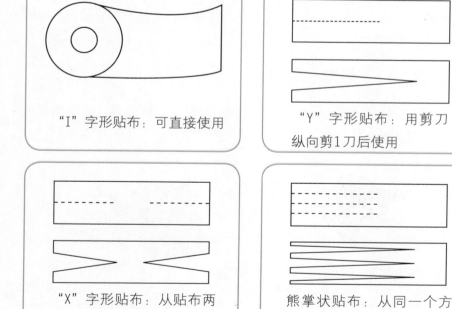

"I"字形贴布：可直接使用

"Y"字形贴布：用剪刀纵向剪1刀后使用

"X"字形贴布：从贴布两端用剪刀各纵向剪1刀

熊掌状贴布：从同一个方向用剪刀纵向剪3～4刀

改善"O"形腿的贴法

　　"O"形腿常常给患者造成疼痛，这是由于大腿骨和胫骨之间的软骨或半月板磨损后，关节内的空间变小，在这种情况下弯曲膝盖时，两个关节骨会相互摩擦而引起疼痛。此时，患者可以使用肌内效贴布来改善疼痛，长时间坚持使用还会逐渐改善"O"形的状况。

使用的贴布

"Y"字形贴布：30厘米长的贴布1条，切口25厘米长。

"I"字形贴布：30厘米长的贴布1条。

准备活动

伸展要贴的部位的肌肉，方法是：身体站直，上身前倾，确保大腿的肌肉已经伸展开。

改善"O"形腿的贴法

"O"形腿患者可用"Y"字形贴布和"I"字形贴布从内外两侧贴住，像是把大腿包住一样，且每2~3天更换1次。

在大腿外侧贴上"Y"字形贴布

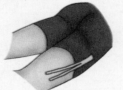

在臀部外侧下方，贴上没有切口的那一端。一边用手指压住，一边把右半边的贴布贴到膝盖外侧，把左半边的贴布贴到膝盖背面外侧处

在大腿内侧贴上"I"字形贴布

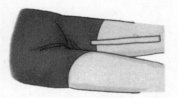

在大腿内侧根部往下4指宽的部位到膝盖背面的内侧，贴上"I"字形贴布

改善风湿疼痛的贴法

风湿常常给患者的日常活动带来无尽的痛苦，这是由于关节发炎后，会逐渐影响到软骨和骨头周边，造成关节活动不利。肌内效贴布可促进患者的血液循环，帮助患者提高身体的自愈力，缓和风湿引起的下肢疼痛。

使用的贴布

"Y"字形贴布：40厘米长的贴布1条，切口20厘米长。

"Y"字形贴布：25厘米长的贴布1条，切口7厘米长。

准备活动

伸展要贴的部位的肌肉，方法是：坐在床上，用力把脚伸直，直到大腿到脚的肌肉伸展开。

改善风湿疼痛的贴法

风湿患者贴贴布时要围绕下膝盖往上、往下贴，分两步：从足弓至小腿部位，从臀下至膝盖。

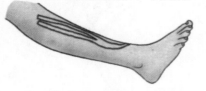

从足弓至小腿部位贴上"Y"字形贴布

把"Y"字形贴布没有切口的那一端贴在脚底足弓附近。然后脚背伸直，开口端朝膝盖方向贴，贴布开口要夹往小腿前面，朝膝盖半月板外侧的方向贴上去

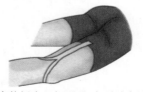

从臀下至膝盖贴上"Y"字形贴布

身体挺直，把"Y"字形贴布没有切口的那一端贴在大腿后面臀部往下4指宽的部位。然后身体前倾，把贴布贴到膝盖上方。"Y"字形的两端要贴到膝盖内外两端

改善韧带损伤引起的下肢疼痛贴法

在运动的时候最容易发生韧带损伤，常给患者的下肢带来疼痛，这是由膝关节的韧带被外力拉扯或断裂而引起的，而且这种疼痛复发的概率相当高，因此疼痛刚发生时必须冷敷和休息，待疼痛消失后使用肌内效贴布辅助治疗。

使用的贴布

"Y"字形贴布：45厘米长的贴布1条，切口15厘米长。
"Y"字形贴布：15厘米长的贴布1条，切口10厘米长。

准备活动

伸展要贴的部位的肌肉，方法是：坐在床上，把下肢特别是膝盖部位伸直，直到要贴的部位肌肉伸展开。

改善韧带损伤的贴法

下肢韧带损伤时，可使用贴布来辅助治疗，方法是：像要把膝盖包裹住般地在膝盖横向和纵向各贴上一个"Y"字形贴布。

在大腿外侧贴上"Y"字形贴布

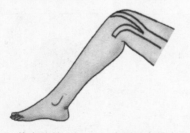

伸直膝盖，把"Y"字形贴布没有切口的一端贴在大腿外侧。再把"Y"字下面剪口的一端贴在膝盖外侧。然后立起膝盖，把"Y"字下面剪口的另一端朝向膝盖髌骨的方向贴上去

在膝盖处横向贴上"Y"字形贴布

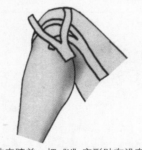

伸直膝盖，把"Y"字形贴布没有切口的那一端贴在膝盖外侧。然后立起膝盖，像是要把膝盖髌骨围起来般地把贴布贴上去。如果感觉强度不够，可再贴一层

改善半月板损伤引起的膝盖疼痛贴法

半月板损伤是膝关节常见的一种疾病，常会引起膝关节积水，给患者带来剧烈疼痛，尤其是在膝关节弯曲过度或扭转时会剧烈疼痛。这是由于膝盖的半月板（主要是内侧）被膝关节夹住后，会脱离或断裂而引起膝盖疼痛。肌内效贴布可有效防止积水、缓和疼痛。

使用的贴布

"Y"字形贴布：15厘米长的贴布1条，切口10厘米长。

准备活动

伸展要贴的部位的肌肉，方法是：坐在床上，把下肢特别是膝盖部位伸直，直到要贴的部位肌肉伸展开。

改善半月板损伤的贴法

膝盖因半月板损伤而引起的疼痛，要用"Y"字形贴布像要把膝盖内外侧包裹起来一样贴上去，并且每2～3天换1次贴布。

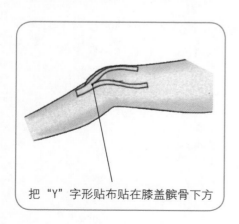

把"Y"字形贴布贴在膝盖髌骨下方

伸直膝盖，把"Y"字形贴布没有切口的那一端贴在膝盖髌骨下方。

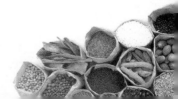

睡眠疗法：使身心得到彻底放松法

午餐1～2小时后进行短暂的睡眠，可以使劳累一上午的大脑和肌肉得到暂时的休息，而夜间的熟睡可以使疲劳的下肢肌肉得到彻底放松。所以说，睡眠是一种很好的放松和休息方式。

20～30分钟的午睡

午餐1～2个小时后感觉有睡意时，最适合午睡。午睡的时间不能太长，20～30分钟最佳，如果午睡时间太长，会影响晚上的睡眠。如果条件不允许，也可在座位上闭目养神5分钟，效果也不错。

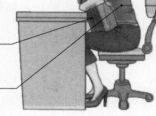

把包、靠垫等东西抱在胸前，抵在桌子上睡

身体坐直

午睡的效果

午睡有以下好处：抑制交感神经的活动；消除大脑疲劳；消除上午的身心疲劳，为下午工作注入活力。

夜间熟睡

晚上睡觉前可听自己喜欢的音乐来稳定情绪。泡个热水澡对于消除一天的疲劳和保证晚上香甜的睡眠很有好处，但要注意睡床不要太软，否则第二天醒来后可能会有腰酸背痛的感觉。

夜间熟睡的效果

（1）大脑得到充足的休息，放松身体和心情。

（2）放松肌肉，消除肉体的疲劳。

（3）保证第二天有效率地工作。

环境疗法：从视觉到嗅觉使身心得到放松

为自己营造一个从视觉到嗅觉的放松环境，可以使身体倍感舒适和放松，进而有效缓解身体的疲劳，抑制疼痛。

不同颜色对人体的影响

不同的颜色会对人体起到不同的效果，在应用环境疗法时必须了解这些。

红色：是有强烈主张性的颜色，具有刺激肌肉、血管和神经的作用，还可以使血压、脉搏和心率提高。如果把身边所有的东西都换成红色，可能造成刺激过强，因此可以当作重点颜色来使用，效果较好。

蓝色：可以放松紧张的肌肉，降低血压，以及降低脉搏和心率。这种颜色带给人的印象是知性、沉稳和清凉。

绿色：可以扩张毛细血管，消除疲劳和缓解压力。这种颜色使人从身体内部感到放松，从而达到治愈的效果。

香味的种类和效果

名称	薰衣草	依兰花	迷迭香	薄荷	香茅	尤加利
效果	缓和精神上的不适，消除疲劳	抑制激昂的心情，调整维持激素的平衡	活化脑细胞	抑制兴奋的神经	缓和精神疲劳，使情绪激昂	使人精神安定，提升注意力
适应证	扭伤、关节痛、失眠	高血压、生理痛	肌肉痛	消化不良、胸部或胃部的灼热感	消除肌肉痛等所引起的疲劳	肌肉痛、关节痛

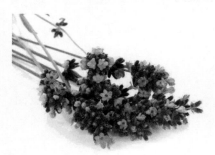

薰衣草

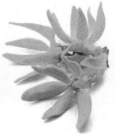

依兰花

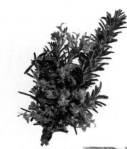

迷迭香

165

森林疗法：用五种感官吸收森林的精华

对于身体疲劳引起的下肢酸痛，不妨去森林中放松，让视觉、嗅觉、味觉、听觉、触觉吸收大自然中的精华，使身心得到彻底放松，从而消除下肢酸痛。

森林疗法的功效

（1）森林中的绿意可以抑制大脑的兴奋，使人放松。

（2）森林的空气中独有的香气可以镇静亢奋的神经。

（3）风吹树叶的沙沙声和清脆的鸟鸣会让人感到平静。

（4）全身心的放松和舒缓，能有效缓解压力和疼痛，使身体恢复活力。

注意事项

（1）穿着要舒适轻松，不要穿高跟鞋和紧身的衣服。

（2）不要破坏森林中的一草一木。

（3）可以躺下来看书或听音乐，放松身心。

（4）要选择风和日丽的天气去做森林疗法。

五种感官消除疼痛

通过视觉、嗅觉、味觉、听觉、触觉全面吸收森林中的精华，可以彻底放松身体和心情，消除身体的酸痛。

嗅觉：树木的香气中含有芬多精成分，对镇定激昂的神经极有效

视觉：绿色可以消除眼睛疲劳，让眼睛获得休息

味觉：一边听着潺潺的溪水声，一边在新鲜空气中享用可带来的食物。由于全身是放松的状态，吃什么东西都会感到很满足

森林

听觉：树叶摇曳和摩擦的声音，有抑制兴奋状态的作用。另外，鸟鸣声也有放松心情的效果

触觉：通过触摸树木的表面，让心灵感受到大自然的气息，促进内心的平静和安宁

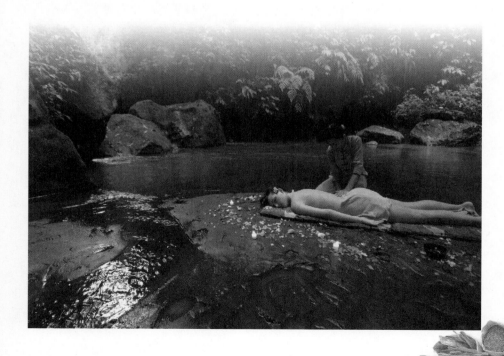

营养疗法：喝热牛奶有利于放松身心

营养疗法是通过味觉和食物中的营养成分使人的身心放松，平缓紧绷、躁动的情绪，进而改善机体状况，消除疾病，提高身体免疫力，并保持旺盛的生命力。

热牛奶的功效

（1）牛奶中含有丰富的钙质，可抑制兴奋和烦躁。

（2）牛奶中含有利于睡眠的成分。

（3）牛奶中含有利于皮肤的蛋白质。

（4）适当的温度可以使身体达到最佳的放松效果。

注意事项

（1）牛奶在加热时，温度不要太热，只要加热完毕就可以喝。喝太热的牛奶，反而会打破交感神经与副交感神经的平衡，使人更难以入睡。

（2）在牛奶中加入适量的糖分具有舒缓的功效，但禁止过量，否则会引起肥胖。

热牛奶的做法

制作热牛奶时，加热的时间和放入调料的分量很重要，热牛奶的制作方法是：

准备200毫升的牛奶，一个锅，1~2汤匙的砂糖或蜂蜜。	将牛奶倒入锅中，用小火煮1分钟左右。	向锅内加入1~2汤匙的砂糖或蜂蜜，慢慢搅拌均匀。	搅拌1分钟后，热牛奶加热就完成了，关火即可。

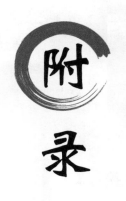

附录

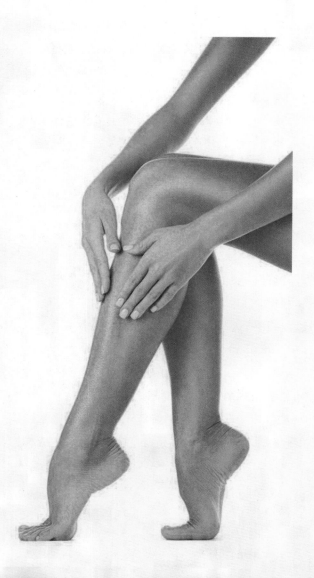

骨质疏松症患者的食疗方

治疗骨质疏松的一种重要方法就是食疗，食疗中含有人体骨骼所需的种种基本营养物质，如钙、磷、维生素、蛋白质等。

●葱头白菜烩豆腐

【材料】豆腐200克，葱头、白菜各100克，胡萝卜50克，黑木耳30克，植物油、葱花、姜末、食盐、味精、花椒水、水淀粉、鲜汤各适量。

【做法】豆腐洗净，切成小块；白菜洗净，切条；胡萝卜洗净，切片；葱头洗净，切块；黑木耳泡发，洗净。锅中放植物油，烧至七八成热，下入葱花、姜末炝锅，放入鲜汤烧开，再放豆腐块、白菜条、胡萝卜片、黑木耳、葱头块、食盐、味精、花椒水，最后用水淀粉勾芡，搅拌均匀即可。

【用法】佐餐，宜常食。

【功效】补钙壮骨。

●三子芝麻粥

【材料】枸杞、韭菜子、菟丝子、黑芝麻各等份，大米适量。

【做法】前3味水煎，去渣留汁，加入黑芝麻、大米煮成粥。

【用法】可作早餐，适量服用。

【功效】补肝肾、益精髓、强筋骨。

●核桃粥

【材料】枸杞10克，核桃仁、糯米各50克，白糖适量。

【做法】核桃仁洗净，捣成碎末；枸杞、糯米淘洗干净。核桃仁末、枸杞、糯米放入锅内，倒入适量清水，用大火煮沸后，改用小火煮成稠粥，加入白糖调好口味。

【用法】早餐食用。

【功效】补肾益精、壮腰强骨。

药性药效

属性：味甘、性平。
功效：主治疳积泻痢、腹胀羸瘦、妊娠中毒，还能抗菌消炎，对咽炎、结膜炎、口腔炎等也很有效。

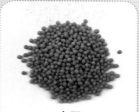
大豆

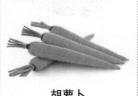
胡萝卜

属性：味甘、性平。
功效：健脾消食、润肠通便、杀虫、行气化滞、明目，主治食欲减退、腹胀、腹泻、咳喘痰多、视物模糊。

属性：味甘、性平。
功效：主治气虚或血热导致的腹泻、崩漏、尿血、齿龈疼痛、脱肛、便血等症。

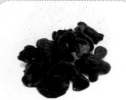
黑木耳

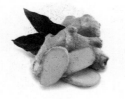
生姜

属性：味辛、性温。
功效：散寒、止呕、开痰，可治痰饮、咳喘、胀满、腹泻，可解半夏、天南星及鱼蟹、鸟兽肉之毒。

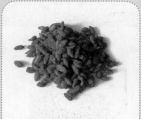

枸杞

属性：味甘、性平。

功效：滋肾、润肺、补肝、明目，可治肝肾阴亏、腰膝酸软、头晕、目眩、目昏多泪、遗精。

属性：味辛、性温。

功效：温中开胃、行气活血、补肾助阳、散瘀，主治阳痿、早泄、遗精、腹中冷痛、经闭、赤白带下、腰膝痛和产后出血。

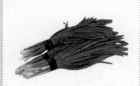

韭菜

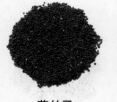

菟丝子

属性：味辛甘、性平。

功效：补肝肾、益精髓、明目，可治腰膝痛、遗精、消渴、尿有余沥、目暗。

属性：味甘、性平。

功效：补肝肾、益精血、润肠除热，可治头晕眼花、耳鸣耳聋、须发早白、病后脱发、肠燥便秘。

黑芝麻

腰膝酸软患者的食疗方

中医认为，腰膝酸软是由于阳虚，主要表现为畏寒喜暖、精神乏力、面色苍白、头昏眼花、心悸失眠、四肢清冷、小便频数清长、腰膝酸软、遗精、阳痿、早泄、经闭等症。

● 枸杞羊肉汤

【材料】羊瘦肉1 000克，枸杞50克，生姜20克，葱段、大蒜、料酒、食盐、味精各适量。

【做法】羊瘦肉洗净切块，生姜切片。先将生姜、大蒜放入锅中煸炒出味，然后再倒进羊瘦肉块里，烹调时加入适量料酒，待炒透后，加适量水，将枸杞、葱段、食盐等放入，用大火煮沸，再改用文火煨炖至熟烂，加入味精调匀即可。

【用法】佐餐食用，食肉、饮汤。每日2次，分2天食用。

【功效】温阳补肾、固精明目、强筋壮骨，适用于肾阳不足引起的腰膝酸软、筋骨无力，男子阳痿、早泄，女子月经不调、性欲减退等症。

● 龙眼枸杞煮鸽蛋

【材料】鸽蛋5枚，龙眼肉、枸杞各15克，五味子10克，冰糖适量。

【做法】鸽蛋煮熟、去壳，与龙眼肉、枸杞、五味子、冰糖同时放入汤碗，加清水适量，隔水蒸熟即可。

【用法】食鸽蛋、龙眼肉，饮汤。每日1剂。

【功效】补肾敛阴、益气强心，适用于肾虚或心肾不足引起的腰膝酸软、遗精、头晕、心悸、眼花、失眠等症。

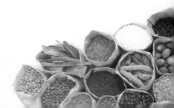

药性药效

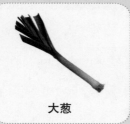

大葱

属性：味辛、性温。

功效：利水、通阳、解毒，可治伤寒、热头痛、阴寒腹痛、虫积内阻、二便不通、痢疾、痈肿。

属性：味甘、性温。

功效：补虚劳，祛寒冷；益肾气，补形衰，开胃健力；补益产妇，通乳治带；助元阳，益精血。

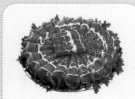

羊肉

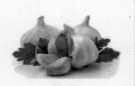

大蒜

属性：味辛平、性温。

功效：消除滞气、温暖脾胃、消解积症、解毒，可治痢疾、疟疾、脘腹冷痛、百日咳、蚊虫咬伤。

属性：味甘、性平。

功效：可治虚劳羸弱、失眠健忘、惊悸、怔忡。支气管扩张患者应忌食。

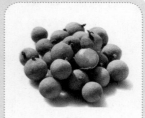

龙眼

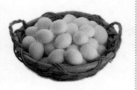

鸽蛋

属性：味甘、性平。

功效：补肾益气、解毒，主治肾虚气虚、腰膝酸软、疲乏无力、心悸、头晕。

属性：味酸、性温。

功效：用于久咳虚喘、梦遗滑精、遗尿、尿频、久泻不止、多汗、无汗、津伤口渴、短气脉虚、内热消渴、心悸失眠。

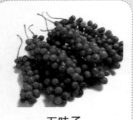

五味子

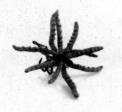

冬虫夏草

属性：味甘、性平。

功效：用于肾虚阳痿、遗精、头昏、耳鸣、肺虚或肺肾两虚、咳喘短气，或咯血、体虚多汗、畏风。

属性：味甘、性平。

功效：可补脾胃、养五脏、壮气力，促进胃肠蠕动，预防糖尿病、脚气病、老年斑和便秘等。

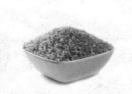

粳米

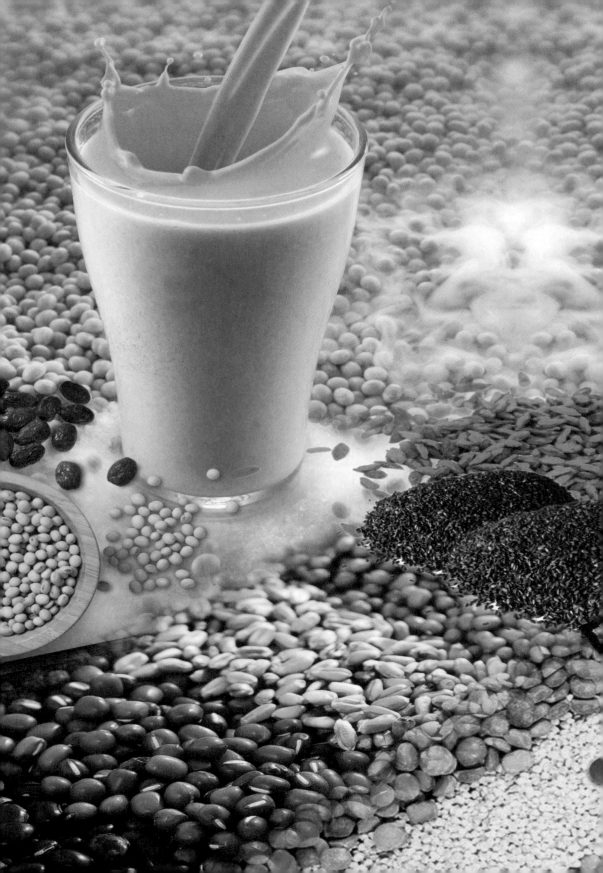